U0047563

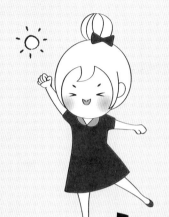

杜淑貞———著

養出好血氣，
做享瘦美人

行氣、補血、調經、養顏 全方位中醫調養與食療

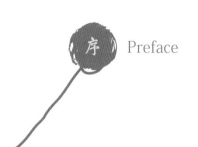

序　Preface

補血氣，享瘦美！

因著齊豫的一首《橄欖樹》，嚮往台灣的校園生活，帶著這一份傾慕的心情來到台灣唸書，因此到今天台灣對我來說仍是有一份特別感情。

在最青蔥歲月的日子，我在台北木柵醉夢溪旁生活了四年，在國立政治大學讀書的那些年足以令我回味一生。

作為新聞系的畢業生本該是拿着筆桿工作的人，但卻成為了逃兵，畢業不久就把筆與稿紙放下，換上計算機，投身商界，每天與數字打交道。但任怎麼計算，生命中很多事情輪不到我們算。

讀新聞與中醫藥本扯不上任何關係，只因丈夫因癌症而去世，不明白為何人的身體，人的生命會如斯脆弱，在悲傷不忿下跑去讀中醫，我很想解開心中這股謎團。

結果書讀下來心中的結也逐漸慢慢解開，明白到外在環境，大自然的汙染，個人飲食習慣，內心情志失衡都是導致你我生病的原因，幾千年前的

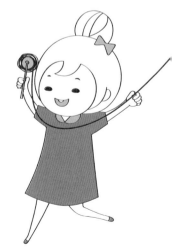

《黃帝內經》也早告訴我們，喜怒憂思悲恐驚等情緒若控制不住，會損害內在臟腑機能，所謂內傷七情，外傷易治內傷難治，能有一個喜樂平安的心，原來就能醫百病。

打從 2007 年開始，我一邊工作一邊利用晚上和週末的時間上課，六年間一個又一個的課程讀下來，不但豐富了我的中醫知識，更重要的是敲醒我對生命的問號。

為了將所學的與人分享，在 2013 年我成立了一個名為 2h 的網站 www.2h.com.hk。2h 有多重意思：

2nd half ——代表人生下半場，也代表工作以外要追求有素質的另一半生活。

Health ——要注重身體健康及心靈健康（Physical health and spiritual Health）。

Herbs ——草本養生，要識食也要惜食。

Hobby ——要建立個人嗜好，才能過一個愜意的退休生活，有更精彩的人生下半場。

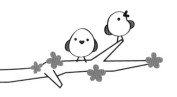

　　自 2h 成立以來，我將自己所學的中醫知識及親身當白老鼠嚐過的各種保健方，在網路世界與知音者分享，令我開心的不但是引起共鳴，更因此被出版社發掘出來，大膽邀約我出書。

　　重拾筆桿寫作，過往新聞訓練而潛藏著的寫作能力一下子被再次喚醒。

　　2013 年推出了首本作品《順着時辰去養生》，能夠有自己的作品已經是意料之外的事，更超乎想像的是這本書推出至今已經發行第三版。當作品受到認同收到讚賞，感覺是頗令人興奮的，就是因着這種興奮成為動力，2014 年我又出了第二本作品名為《順着時辰補五臟》。

　　更始料不及的事又發生了，這本書竟贏得了被譽為「香港出版界奧斯卡」的金閱獎，成為了 2015 年香港金閱獎最佳醫療健康書籍。作為一個基督徒，我當然將一切榮耀歸於我在天上的父。

　　2016 年夏天第三本作品又再緊接面世，今天更承蒙時報出版替這本書在台灣出版及發行，這豈是當年在醉夢溪旁作夢的女

生可以想像會有這一天。

　　以一個有全職工作在身的人來說，一年出一本書著實不易，人家最常問我的問題是，你哪裡來的時間？我的工作是賣涼茶、龜苓膏及湯，是廣東人特有的養生飲食，公司是香港的上市集團，我的本職是管理集團旗下過百家分店。我熱愛我的工作，每當想到我能學以致用把所學的幫助喚醒忙碌的香港人，要讓大家重尋有益健康的食物，我就覺得我忙得很有意義。

　　中醫強調治未病，精粹在於未病先預防，初病及早治療。現代人愈來愈長壽，但壽命延長了卻身體不中用，那活著也不是一種福氣。我並非一位中醫師，只是經歷過生離死別後學懂愛惜自己，希望自己身體好，也想周邊我所愛所關心的人也一同注意身體健康，共同建立一套合理的生活方式，保持身心健康，減輕疾病困擾。

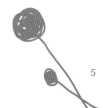

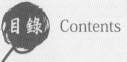

目錄 Contents

第三章 補血 護膚養顏

第四章 養營氣 好身材

第五章 運宗氣 體魄佳

第六章 增衛氣 提高免疫力

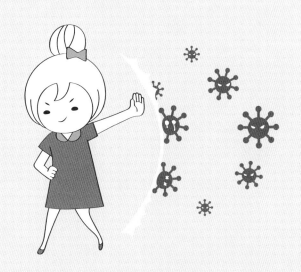

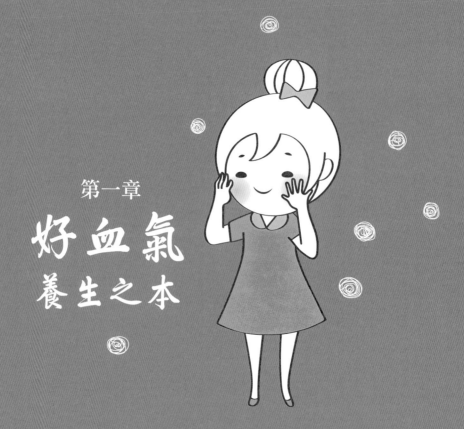

第一章

好血氣
養生之本

「氣」是由「气」加「米」組成，代表新鮮空氣再加上各種食物就變成氣。氣在體內起推動血的作用，人的生命才得以維持。

　　氣分先天與後天之氣。先天之氣稱為元氣；至於後天之氣則來自兩方面：自然界的清新空氣，以及飲食所得的營養。呼吸與食物是維持人體運作最基本的物質，先天條件好，而後天又調理得宜，你就會比人健康及長壽。相反地氣不夠，身體動力自然不足，於是出現面青脣白、爬樓梯易喘、說話無聲無氣、容易感冒、常覺疲倦等氣虛的表現。

　　中醫說氣能生血，因為血要靠氣的推動才能運行。當血氣兩者合而為一，便成為整個身體循環的支柱。所以如果想要少病少痛，以至健美並得，先要養好血氣。

血・氣大測試

近年來我熱衷參與同學會，人念舊也懷舊，與久別重逢的老同學聚首，需有點眼力及聯想力，才能把那些年的你與今天的你劃上等號。

我想大家很喜歡聽到的一句話，肯定是「你竟然跟讀書時的樣子、身形都沒變！」任誰聽到這句話都必然暗暗自滿。

男怕禿頭女怕肥！所以這些年來我一直警惕自己要以食、養、運動來作為自己的天然防腐劑，讓年齡在身上不留痕跡。

要天天容光煥發、精神奕奕，中醫強調首要養生祕訣是養好血氣，有諸內形於外。在這裡先給大家做一個測試，看你的血氣指數如何：

1. 容易頭暈，甚至偶爾會覺得天旋地轉 ☐
2. 頭髮脆弱，易乾易開叉 ☐
3. 脣色偏白，臉色差 ☐
4. 皮膚乾燥、暗啞 ☐
5. 眼睛乾澀、視力模糊 ☐
6. 小腿易抽筋 ☐
7. 指甲泛白無光澤，容易斷裂 ☐
8. 若是女性的話，月經量少，月經不定期 ☐
9. 冷風一吹便不舒服 ☐
10. 爬樓梯易氣喘 ☐

11. 說話聲音微弱　□
12. 四肢冰涼　□
13. 易肚瀉、大便不暢　□
14. 容易反覆感冒　□
15. 呼吸不暢，易咳易喘　□
16. 經常感到疲倦，常有睡意　□

測試分析

第 1 至 8 項評估你是否血虛，第 9 至 16 項則評估你是否氣虛。

若你在前 8 項中超過 4 項，代表你有輕度至中度血虛，要特別注意透過飲食補血；若前 8 項全中，必須找中醫好好調理。

同樣地，後 8 項中如果超過 4 項，代表你氣虛，要多加運動及以飲食補足，後 8 項也全中，代表你若是三十歲卻有著七十歲的體能。

你在 16 項中得愈多，代表你血氣情況愈不理想。

1.2

打開補血氣之門

中醫有一大堆專有名詞，例如血氣，大家覺得很抽象很枯燥，說穿了其實是一套生活哲學。而這套養生哲學源自《黃帝內經》。《黃帝內經》

就好像《聖經》一樣，是由很多人共同撰寫而成的，裡面談到的知識，是生命科學的最早研究，很多養生概念、知識，在這本幾千年前的著作中已經有答案。

《黃帝內經》第一篇，就是〈養生經〉，「養生之道，道法自然」，用現代人的語言，養生就是指陰陽平衡、飲食有節、生活有規律。

《黃帝內經》提出，人的生理周期，有所謂「女七男八」，女孩子七歲換牙，頭髮長齊；十四歲月經來潮，有生殖能力（當然現代人或因營養豐富而早熟，月經可能更早來）；二十一歲發育完成，身高到了極限。

二十八歲身體處於最佳狀態；三十五歲身體機能開始轉弱，生育能力

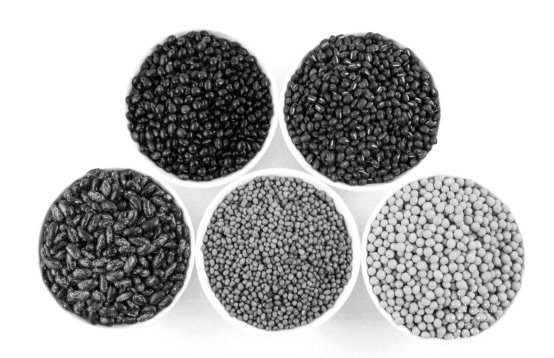

減低；四十二歲面容開始憔悴，頭髮稀疏，皮膚狀態差了；四十九歲，即是第七個七，更年期到，生育能力便會停止。

至於男士，生理周期是八的倍數，十六歲排精，二十四歲成熟，男士一樣有更年期，但比女性遲，要到八個八，即是到六十四歲才不再排精。由此可見，身體有一個自然定律，違反了，身體就易出亂子。

氣推血行，相輔相乘

調陰陽、治氣血就是保持這個自然定律的最好方法，所以中醫重視氣血。「血」是什麼？你比較容易理解，因為血能實際給你看到，大家都有過抽血、驗血的經驗，西醫如果發現你貧血，會給你鐵劑補血，提醒你多吃含豐富鐵質的食物。但「氣」很抽象，中國功夫講氣，太極講氣，外國人眼中的「氣」是中國文化特有，既深奧又難猜度、難衡量的學問。

中國古代哲學認為「氣」是構成世界的最基本物質，宇宙事物都由氣的運動變化產生。氣亦是構成人體的最基本物質，人體需要有陽氣，猶如大地要有太陽，太陽若沒有在軌道上正常運行，大地就陷入混亂狀態；人體的氣若沒有正常在體內運行，人的健康就出問題，最後氣絕身亡。

氣與血的關係密不可分，血要依賴氣而行，有所謂「氣行則血行」，血分布全身，血液運行要在心肝脾肺等器官配合下才可完成，中醫講求的正是這種互相協調、互相平衡的關係。

人要有健康身體，養好氣血就成為一把最重要的鑰匙，希望透過本書，跟大家分享一些養生基本功，讓大家身體氣血能活躍起來，讓你的美麗與神采由體內散發，成為一個真正有血有肉的人。

第二章

暖活
護陽氣

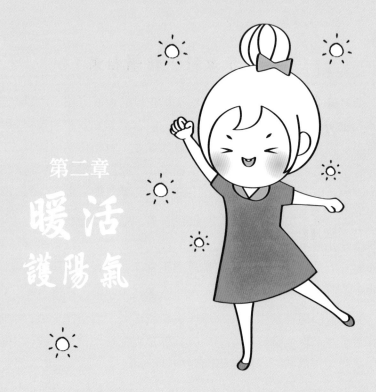

體溫是反映人健康狀況的寒暑表，所以人的體溫很重要，人的正常體溫是徘徊在三十六至三十七度之間，但日夜有少許差別，半夜熟睡後體溫最低，中午至下午三、四時體溫最高，上下波幅可能相差一度，這與人體的活動狀態及外在環境有關。

　　當一個人的體溫長期處於偏低水平，血氣便會因而凝滯；身體循環差，自然會引發不同毛病，故中醫經常提醒人們多曬太陽、做運動，少穿短裙短褲，便是這個道理。但從外在因素避免體寒不過是治標不治本，從內在著手才是最有效維持健康的方法。

保溫就是保命

一個人健康與否，可以透過體溫去評估。健康強壯的人，血氣必然充足，身體特別是手腳心自然暖和；相反地一個體弱多病的人，大多寒氣積聚體內，手腳冰冷，說話有氣無力。除了體質，外在環境也會對體溫有所影響。

白天屬陽，晚上屬陰，午間至下午是全日陽氣最盛，而人的活動、工作也集中在日間，因此體溫也是全日最高。黃昏過後，太陽下山，人需要準備休息，所以晝夜顛倒的生活有違日出而作日入而息的道理，有傷健康。

摸肚子知成孕率

每個人體溫均有不同，長者活動能力下降，少運動、氣血不足，體溫較低，所以不斷穿衣仍未覺暖；相反地小孩或年輕人活動力強，全身熱血沸騰，少一刻冷氣也受不了。長者手腳冰冷可以理解，但不少年輕女生甚至男生也有一對寒冰掌才是問題。

中醫面對手腳冰涼、極度怕冷的病人，要令他們暖身，方法有如煮水一樣，要將體溫慢慢加熱升溫，先把火點燃，由小火轉中火，最後是熱力十足的大火，目標是要達到 100℃ 的沸點，把身體血氣全力推動，身體才能強而有力，但這個過程要選對方法且要有恆心及耐性。

四肢溫暖對女性來說尤其重要，要做暖女人，月經才會正常，成孕機會才會大。

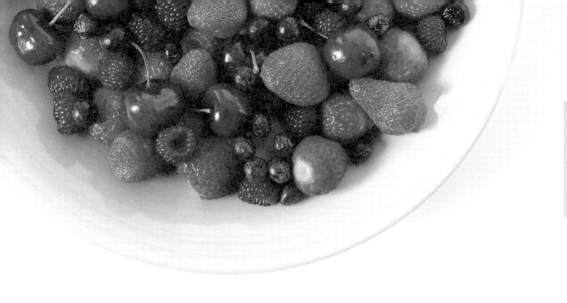

除了由你的四肢去反映你是否偏冷怕凍，試試用手指按在肚臍以下子宮附近位置，若這個位置長期冰涼就要加倍注意了，女孩子要有暖的身體，暖的子宮是首要。子宮虛寒的後果會引致月經量少、色淡、經痛，甚至難以成孕。

手腳冰冷女性少吃瓜類、綠豆

要溫養子宮，先要避食生冷食物。不要因為瘦身就以蔬菜沙拉水果當午餐。食物像人一樣有不同性格，中醫概念稱之為屬性。每種食材或藥材都分寒熱溫涼或平性，要做暖女人應盡量避開寒涼食物，例如：西瓜、苦瓜、青瓜、綠豆。多進食能祛寒暖胃、行氣補血的食物，例如：櫻桃、山藥、紅棗、桂圓肉、薑、陳皮、各種參類。

日常生活小節也要留意，假如你自知自己長年累月手腳冰涼，短裙短褲等衣著可免則免，中國俗語：「寒從腳下起」，人的足部距離心臟最遠，做好下肢保暖，全身才會暖。久坐傷肉，整天在冷氣間的男生女生，工作

時偶爾起身活動一下，回家不要再賴在沙發上，要讓自己動起來，身體才會暖起來。

手腳發麻，必飲四物湯

上中醫課時，老師最愛叫我們做個小實驗，與每一個同學握手，你會感到不同人手的溫度相差可以很大；假如你觸摸一百個人的手掌，會感覺到一百種不同的溫度，因為每個人身體狀況各有不同，而手和腳的溫度最可以看出血氣狀況。手和腳離心臟最遠，如果有血虛情況，血流量減少、血行速度減慢，血液不能流通暢順，手和腳就會首先變得冰冷。

特別在冬天，很多女性、老人家甚至少數男性都會手腳冰凍，穿多厚的衣服還是覺得寒冷。其實衣服大多只起保暖、隔絕冷風的作用，如果身體自身不能產生熱能，穿再多也只是徒勞。

驅寒名方：當歸生薑羊肉湯

常年手腳冰冷，中醫稱為陽虛，平日宜多吃溫補的食物，為身體加點暖。生薑、桂圓、黑芝麻、糯米飯都屬於溫熱食材，可以幫身體補充熱量。

冬天什麼湯水最保暖？首選一定是當歸生薑羊肉湯。早在漢代，被譽為醫聖的張仲景就在《金匱要略》記載，當歸生薑羊肉湯有溫中補血、祛

當歸生薑羊肉湯

- 材料 -

當歸 ....20 克

生薑 ....30 克

羊肉 ....半斤

- 作法 -

① 當歸、生薑，沖洗乾淨，用清水浸
軟，切成片狀。

② 羊肉洗淨後切成小塊。

③ 將當歸、生薑、羊肉全部放入鍋中，
最好用砂鍋，加清水，大火煮滾後
隔去浮面的泡沫。

④ 加少量米酒，或糯米酒，加強行氣
活血效果，細火燉至羊肉軟熟，加
少量鹽調味即可。

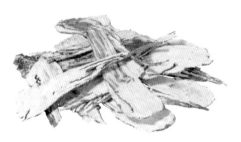

當歸

寒止痛功效，更被奉為驅寒第一名方。

這個湯雖然只有三種材料，分別是養血活血的當歸、溫中散寒的生薑、溫中補虛的羊肉，但三者搭配起來就是冬天補身之最。飲後入睡，肯定會感覺到手腳變得溫暖，容易睡得好。

這種湯水男性、女性都可以飲，特別是平日怕凍、身體虛寒的朋友最合適。相對地，如果平時怕熱、手足心熱就不適宜飲用。遇上感冒、發燒、喉嚨痛的時候，都不建議飲用。

婦科第一方：四物湯

講到補身，一定要提到台灣人最愛的四物湯。去到台灣的夜市，遠遠就可以聞到濃濃的藥材湯味道。這些賣排骨湯的攤販主人，將藥材與排骨燉上數小時，既有肉的濃香亦有藥材的甘甜，飲完一碗之後，身體馬上感到溫熱。

四物湯被醫家稱為「婦科第一方」，意思是很多婦科病都可飲四物湯來調理。四物湯是由當歸、白芍、地黃、川芎等四味中藥所組成，最大的作用是補血。

手腳冰凍、易頭暈或經痛的女孩子，可在經期結束後一星期，飲兩至三劑四物湯或四物糖水，以改善血液循環，調養血氣，對種種經期不舒服的症狀也有幫助。

四物湯還可以使皮膚潤澤光滑、防老化。它兼顧了補血、調經、養顏這女性三大事，當之無愧是「婦科第一方」。不要以為只有女性才適合喝四物湯，男士們也可將之作為消除疲勞、改善臉色的冬天補品。

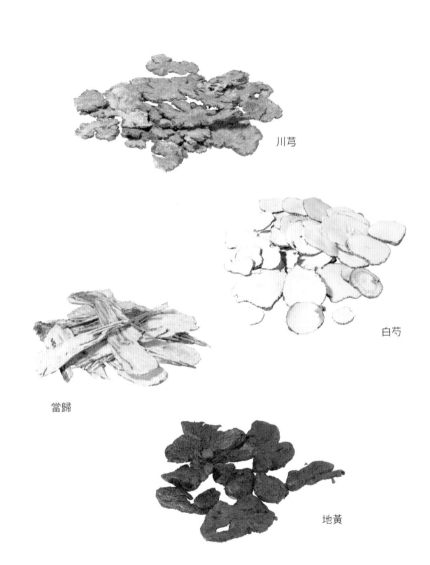

川芎

白芍

當歸

地黃

體質偏熱，防火上加油

現在都市人生活繁忙，所以不少大藥廠已將四物湯變成沖劑、瓶裝飲料甚至雞精，但要留意，容易口乾及喉嚨痛、工作壓力大、經常煩躁、難入睡或睡眠不穩的人不適宜。因為這些人體質偏熱，再喝四物湯猶如火上加油，容易引致感冒。

四物湯對身體很好，但要根據各自不同的身體狀況，以調整各種藥材的分量才能達到最佳藥效，所以記得要諮詢中醫師意見，方可開始服用。

吃辣，還是不吃辣？

一方水土養一方人，無辣不歡的四川女孩子，個個皮膚光滑，白裡透紅，但南方人一多吃辣就發暗瘡。到底辣對身體好還是不好？

近年天氣反常，2015 年的冬天，廣州下了六十九年來的第一場雪，我住在台北新店的同學，拍得屋前雪景，讓我誤以為是加拿大的冬天，香港大霧山所結之霜，也厚得如打開冰箱見到的冰。

如此冷的冬天，最保暖的事自然是吃火鍋，特別是近年流行的麻辣火鍋與雞煲。

平生第一次吃麻辣火鍋是在四川，不吃也不行，因別無選擇，結果那天半夜開始肚痛至天亮，太過油膩令腸胃吃不消了，也有朋友說一吃辣就發暗瘡。吃辣，殺傷力真的如此強嗎？

以辣驅寒袪濕

　　湖南人、四川人特別愛吃辣，他們的地道菜水煮魚，滿滿的一大盆炸香的紅辣椒，再淋上一層厚厚的辣椒油。但奇怪的是，無辣不歡的四川女孩子，個個皮膚光滑，白裡透紅，完全沒有暗瘡的困擾。

　　一方水土養一方人，雖然他們餐餐吃下大量辣椒，但皮膚依然光滑亮白，這當然與水土有關。原來湖南三面環山，潮濕空氣籠罩，濕氣難以散去，平均相對濕度經常接近 80%。要驅散身體的濕氣唯有吃下大量辣椒，一方面可以溫暖身體驅趕寒氣，另一方面又可以通過排汗除掉身體的濕氣，而最關鍵的還在於天天飲用的水，三面環山的湖南有源源不斷的天然山泉水可以飲用。山泉水性質偏涼，剛好可以中和身體的熱氣。同樣愛吃

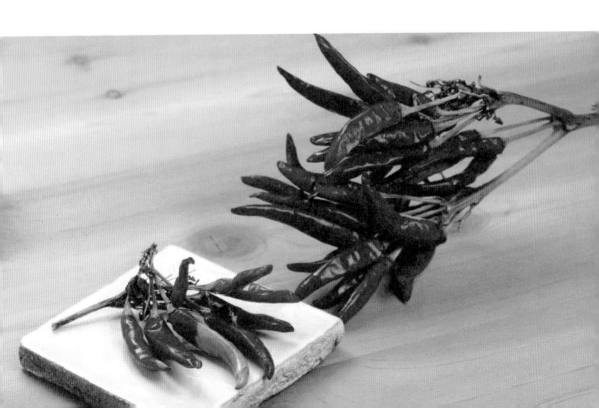

辣的四川也一樣，四川北部是青藏高原，高山融化的雪水慢慢流下，就是四川人日日飲用的水，如此滋潤，皮膚怎能不好？

花椒酥麻，有化濕之用

麻辣火鍋的靈魂是花椒。花椒細細粒，只比胡椒略大一點，在菜餚中很不起眼，經常被忽略。麻辣雞煲中的麻就是來自於花椒，但用它製作的菜餚只需品嚐一小口，酥麻的感覺馬上充滿口腔。

粵菜並不算常用花椒，聽得最多應該是花椒、八角作鹵汁配料。而四川、重慶地區最喜歡麻辣，幾乎每道菜的調味都有花椒。將花椒泡在溫熱的油中萃取出花椒的香味，製成花椒油，在香港超市也可買到瓶裝花椒油。

涼拌木耳加少許花椒油，可以提升整道菜的口感，馬上食慾大增。其他涼拌菜例如：涼拌青瓜、涼拌海蜇、口水雞，都可以用花椒油提味，豐富了食物味道的層次。其實花椒還是一味中藥，有芳香化濕、溫中止痛的

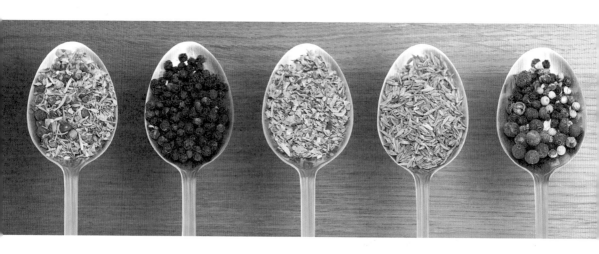

作用。

那我們身在南方，吃辣，還是不吃辣？

雖然氣候又濕又熱，但我們飲用的水，屬性卻偏熱，我們的身體大多已習慣了此方水土，如果照樣吃辣椒，熱氣無法中和，濕熱困於身體中，第二天就開始喉嚨痛、出暗瘡。

當然也有些人，吃辣之後不會肚瀉，也不會長瘡。所以是否適合吃辣，要視乎個人體質。平時經常熬夜、口乾舌燥的朋友，不建議多吃辣；反之，經常面色蒼白、手腳冰涼的朋友，多吃些溫熱辛辣的食物卻有益身體。

廣東之寶：陳皮、老薑

傳統智慧廣東有三寶——陳皮、老薑、禾稈草，其實都與驅散濕氣有關。禾稈草即是稻草，以前的廣東人，在草席底鋪上厚厚的禾稈草，可以隔絕地下的水氣還可以保暖。

陳皮是粵菜常用食材，老鴨湯、紅豆沙之中，都見其蹤影。俗語有話「芳香化濕」，陳皮以其獨特香氣，可增進食慾，辟除肉類腥味，也有理氣健脾、燥濕化痰之用。

廣東人蒸魚，不是放陳皮就是放薑，薑屬辛溫，雖然也算熱性食物，但奇妙的是薑皮反偏涼，可以利水消腫。用薑做菜或調飲料時，不要將薑皮全部刮掉，將薑表面的泥土洗乾淨就可以了。連薑皮一起用，生薑肉、薑皮可收寒熱互補之效，所以很少有吃薑上火的情況發生，很適合南方特有的濕熱氣候。

以前吃薑要刨皮、切片、切絲再煮菜或者煮糖水，但出現了薑粉就方便得多，當（覺得）自己著涼，快要感冒時，立刻將一茶匙薑粉加入溫水，

加少量蜜糖或片糖，攪拌均勻就可以飲用。

很多女性都有經痛的問題，用一茶匙薑粉加些黑糖或紅糖，暖暖的一杯下肚，馬上舒服很多。薑粉還可以醃肉和炒菜，醃肉時放一茶匙薑粉到肉片中拌勻，可去除腥味，帶出鮮味。

薑醋與雞煮酒，靚到九十九

一提到薑醋與雞煮酒，馬上令人聯想起坐月子的產婦，老人家常說

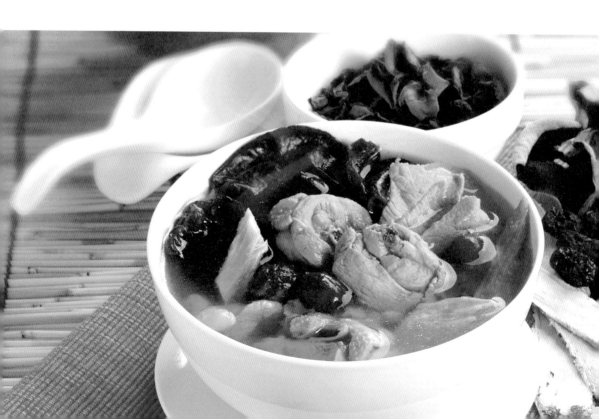

「坐月坐得好，身體來個 360 度轉變」，這些傳統智慧你不得不相信。不過，調養身體不一定要等坐月子，因為坐月子時吃的都是補氣補血的最佳食物，平日適時進補，就可保時刻氣色紅潤。

最近同事放完產假回辦公室，皮膚變得白裡透紅，身材也恢復得很好，她說祕訣是這個月喝了這輩子最多的湯水。坐月子固然要補，平日也要適時進補，就能臉色紅潤，讓你靚到九十九。

進補不一定要名貴藥材，誠意推薦豬腳薑、雞煮酒給大家。女性最需要補的日子是月經之後，加強補氣補血，堅持每月吃一次，對於月經期間會經痛、手腳冰凍、頭暈作嘔的女孩子，特別有好處，很快就會察覺到身體變好。

豬腳薑醋，骨膠原之寶

一鍋好吃的薑醋，關鍵在於甜醋，因為甜醋決定了整鍋豬腳薑醋的味道。甜醋是用天然米醋加入多種香料長時間熬煮而成，可以幫助消化和促進血液循環，醋和豬腳長時間一起烹煮，豬腳中的鈣質就會溶到醋中，更加容易吸收。而薑可以驅寒祛濕、行氣活血，更可補充女性們最重要的骨膠原。

我認識一位年將八十的長者，她的皮膚與身體狀態比實際年齡年輕得多，原來她的養生祕訣就是從年輕時開始，每次月經之後吃碗薑醋。豬腳裡面有很多膠原蛋白，完全溶化後被身體吸收，令肌膚滑滑有彈性。

豬腳薑醋最好選用老薑，因為老薑的補身祛風效用更強。煮豬腳薑醋，各種材料因為製作需時不同，豬腳、蛋、薑醋要分開煮，要煮到薑入味需要的時間最長，平日可以煮上一大鍋，放在冰箱中，每星期取出煮滾

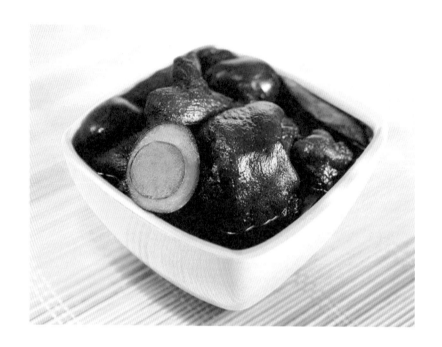

一次，可以保存一個月。要吃的時候將薑醋從大鍋轉到細瓦鍋浸豬腳、浸蛋，豬腳浸三至四日，蛋浸一至兩日就已經很好吃。

驅寒必吃，雞煮酒

　　除了豬腳薑醋，雞煮酒是另一補身良品。雞酒是客家婦女傳統的坐月子食品，又叫黃酒煮雞。我姑姑嫁作了客家媳婦，每年冬天，就會帶一大壺香噴噴的雞酒來探望奶奶，令我印象深刻。這些黃酒是用糯米自家釀製，味道特別甜，可以直接喝，煮雞酒更是一絕。近年香港人很喜歡在冬天吃雞煲，其實是黃酒煮雞的潮版。

　　無論雞酒或雞煲，都可驅風散寒，對於身體虛弱、面色蒼白、平時經常感覺手腳冰冷的人最為見效。與豬腳薑醋相較，雞煮酒的方法更簡單，

可以即煮即吃，亦適合冬天一家進補。

　　將雞腳、雞骨、紅棗及花生用兩公升水煮一小時煮成湯底，備用。薑要用老薑，去皮切片，將薑片炒到金黃色，然後將切塊的雞塊下鍋炒香。最後加黑木耳、黑糯米酒以及事先準備的湯底，用細火（文火）煮 20 分鐘，加少量鹽調味即可。

　　喜歡軟滑口感的可以選用黑木耳，而我更喜歡白背木耳，較為爽口，兼有祛瘀血的作用，如果用白背木耳，要事前浸軟、去掉硬蒂後切成小塊或者木耳絲。

　　無論雞酒或雞煲，最好待天涼時才可進食，吃完後那股暖氣由心透出，由頭暖到腳，晚上睡覺很幸福很滿足。

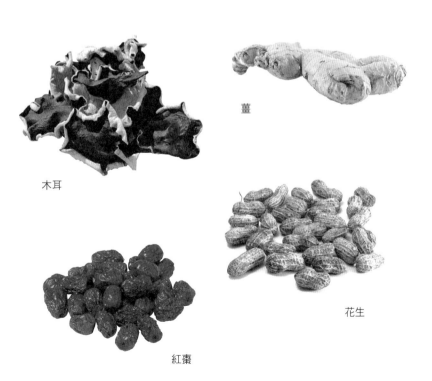

薑

木耳

花生

紅棗

麻油雞與麻油薑

廣東人坐月子吃薑醋，台灣人坐月子吃麻油雞。麻油有益氣活血之效，是台灣飲食中很重要的調味料，名菜麻油雞、麻油麵，甚至麻辣火鍋都靠麻油及白醋來解辣。還有正宗三杯雞，也靠麻油作為其靈魂。

麻油的特殊香味的確能增加食慾，香港人最愛的泡麵，那一小包麻油一倒下去，整碗麵立刻變得香氣四溢，可見麻油的魅力有多強。

麻油雞，早在唐朝的《食療本草》就已經有記載：「取雞一隻，洗淨，與烏麻油二升熬香，放油酒中浸一宿，飲之，令新產婦肥白。」麻油雞具有益氣活血、滋補強壯的功效，加上麻油及酒均溫陽暖身，在寒冷天氣中，一碗熱氣騰騰的麻油雞即可趕走寒意。

黑麻油，補肝腎

麻油雞用的黑麻油，也叫作胡麻油，是由黑芝麻榨取而來。黑芝麻有補肝腎、益精血的作用。台灣人喜歡用黑麻油來做菜，特別是月子餐，無論是麻油雞、薑母鴨都要用純正的黑麻油，因為他們認為此油最能夠補充體力。

麻油雞的材料有黑麻油、雞、薑片、米酒、冰糖。製法十分簡單，首先鍋中用黑麻油爆香薑片，加入雞塊大火翻炒；加少許冰糖，倒入米酒；煮滾之後換到細砂鍋中，小火將雞肉燉軟即成。

在中醫的角度看，麻油生時屬偏寒、加熱後轉熱性；而薑和酒也偏熱

性，所以麻油適合體質虛寒者，
溫補身體之餘更可補充蛋白質。

　　台灣的媽媽流行在月子中心
坐月子，營養師準備的餐單裡面，
一定會有麻油雞，甚至最熱門的綜藝
節目也有評選最佳麻油雞餐廳的特輯，
看得出台灣人對麻油雞的喜愛程度之深。

　　以前台灣人只有坐月子時才吃麻油雞，現在台灣
很多餐廳把麻油雞定為固定菜式，變成了全民喜愛的食補，特別在冬天更
受歡迎，助人驅走寒意。

麻油薑泥，炒菜燜菜香透了！

　　麻油雞的作法與客家人的雞酒有點類似，廣東人一般只會把麻油當成
調味料，台灣人就把麻油運用得千變萬化。有位台灣朋友就教我做了一種
麻油薑，自此成為冬天時我的廚房必備之物。

　　製作麻油薑要事先準備葵花籽油和黑麻油，因為黑麻油不適合高溫烹
調，我們可以先用葵花籽油將薑以小火炒出香氣，當聞到薑的辣味之後，
再加入黑麻油就可以同時保留薑和麻油的香味。

　　冬季時無論炒菜還是燜菜，我都會放一匙麻油薑末快炒，就不用另外
再下油加薑去炒菜了，炒起菜既有薑味能驅寒，亦有濃香麻油味。如果在
家裡煮鍋飯煲仔飯，淋一匙麻油薑在飯上，再蓋上五分鐘，開蓋後那股香
味肯定瀰漫全屋。

麻油薑

養出好血氣，做享瘦美人

- 材料 -

老薑 ....250 克

黑麻油.........250 克

葵花籽 .... 10 克

- 作法 -

1 將老薑清洗乾淨，再用攪拌機將薑磨成薑泥。

2 加入葵花籽油熱鍋後，將磨好的薑泥下鍋，用細火炒薑泥約 5 分鐘，倒入黑麻油。過程中需不斷翻炒，讓調味料慢慢融合在薑泥中。大約 15 分鐘後，薑泥色澤會慢慢變深。

3 預先要準備一個玻璃瓶，用熱水將玻璃瓶清洗乾淨，煮好的麻油薑稍稍冷卻後倒入玻璃瓶中，蓋上蓋子。

4 待完全涼透，放入冰箱冷藏儲存一個月。

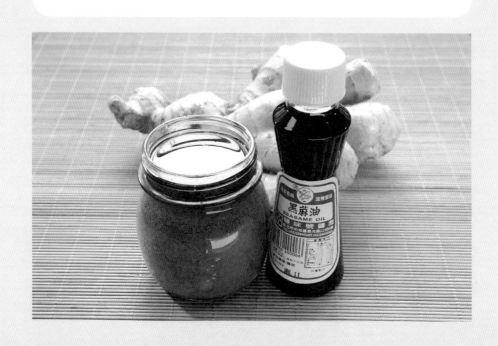

五大補氣血必按穴位

近年香港流行做三伏灸或三九灸（統稱天灸），以熱力及藥性來通經絡，達到祛寒除濕，較適合哮喘、體虛以及反復感冒的人。不少人做了天灸後，體質的確明顯獲得改善。

記得在廣州中醫藥大學實習時，最感覺新鮮好奇的是在傳統療法中心觀摩學習的那幾天，而最令我印象深刻的是其中的熏蒸室。此室有如一個大面積的桑拿房，十幾張床一字排開，每一張床上都躺著病人，在肚臍、腿上，或肩膊上擱著一個四方木箱，木箱不斷噴出輕煙。整個治療室煙霧瀰漫，充斥著濃到化不開的中藥味，原來是中醫的艾箱灸療法。

木箱內放著艾條，火燃燒艾條，以艾條熱力及藥性來通經絡，以達到祛寒除濕之效。國內很多不孕或被經痛纏繞的婦女和患有各種痛症的人，都會用此法來保健與治療。

艾草藥貼，改善體質

近年香港流行做天灸，原理與這艾箱灸療法類似，不少哮喘與體虛，反復感冒的人，做了天灸後，體質的確獲得明顯改善。天灸貼的主要成分就是艾草。艾草一般在中藥草店、中藥房或賣中醫產品的地方都可以買得到，其功效是能溫經絡、驅寒濕。

艾草可以捲成不同形狀，有艾條或艾柱狀，方便使用。傳統的艾灸首先要將艾條點燃，拿著艾條在穴位附近旋轉打圈，皮膚會有溫熱的感覺，每個穴位可以熏 10 至 15 分鐘，直到皮膚有少許發紅就可以了。

現在也有一些艾草藥貼，毋須點火就可以有溫熱的作用，更加方便。血氣不足、體質偏虛的女性，可試試此種溫灸，以吃藥以外的方法改善體質。但身體的穴位很多，要達到什麼目標就要對準不同的穴位出擊，以下是我的私心推介。

三陰交——女性必按穴

三陰交被視為女性必按穴位，是肝、脾、腎三條陰經的交匯點。肝經、脾經、腎經對女性尤其重要。肝藏血，女性容易肝鬱，氣血不暢通，臉部就會開始長出斑點和皺紋；脾統血，是後天之本，脾氣充足，血氣才會興旺，面色紅潤；腎藏精，主管骨骼和頭髮，想要膝蓋有力、頭髮烏黑就要勤補腎。

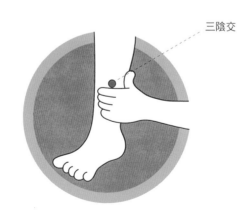

三陰交

多按三陰交穴同時對肝脾腎有益

經常按摩三陰交穴，可以同時調補肝、脾、腎三條經絡的氣血，比起其他穴位更加有效。女性想養顏美容就記得每天多按幾下。按摩三陰交穴位最好坐在椅子上，將右腳抬起放在左腿的大髀（腿）上，穴位的位置在小腿內側脛骨後緣，距離腳踝骨約四根手指寬度位置。

合谷穴——長壽保健穴

我們的大拇指和食指之間，就像一個山谷，合谷穴就在山谷中，也就是平時稱為「虎口」的位置。古人有云「顏面合谷收」，意思指所有頭部與臉部問題，按合谷穴位都能幫助解決。

現代人生活緊張，心急、焦慮甚至有神經衰弱，睡眠品質欠佳，平時都可以多按合谷穴，除了改善以上問題，還可美顏。合谷穴還有輕微瀉火

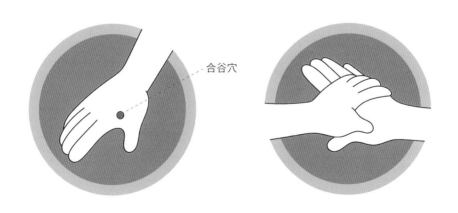

合谷穴

🪷 常按合谷穴助降火紓鬱　　　🪷 用左手拇指按壓右手穴位輕揉

的作用，容易口生瘡，喉嚨痛的人，按合谷穴都有幫助。

按壓的方法很簡單，左手搭在右手手指上，用左手拇指按壓右手大拇指指骨與食指指骨的相交處，用指尖慢慢揉按，力度由輕至重，慢慢感覺到痠軟。

這個穴位按摩的動作幅度很輕微，不管你在開會、乘車、看電視，或者是感覺昏沉、焦躁、情緒低落或腸胃稍有不適時，只要花 30 秒左右，就會有意想不到的效果。

足三里──解濕熱

所謂「肚腹三里留」，足三里穴是「肚腹」的總開關，凡是肚子、腹部的病痛，都可以透過足三里穴來解決，男女性均可按此穴。它位於小腿

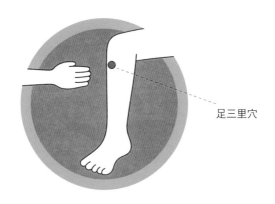

足三里穴

🌀 足三里穴位於膝頭下一隻手掌的位置

的外側，膝頭下一隻手掌的位置，自己按摩和溫灸都很順手。用艾條的熱力可以刺激足三里穴，推動氣血運行，驅散身體的寒氣，提高身體機能。

關元、氣海——主管子宮血氣

最後一定要提關元、氣海這兩個堪稱強壯保健穴，位置就在肚臍下1.5吋及3吋。所以我經常提醒女性們謹記，要好好保暖肚臍上下位置。而凡有經痛、月經不正常或欲懷孕又難成孕的女性，可用艾條在此等穴位來回或上下打圈，推動肚腹及生殖器官的血氣運行。

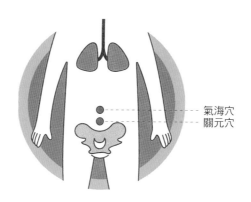

氣海穴
關元穴

✿ 用艾條薰關元及氣海穴可助孕

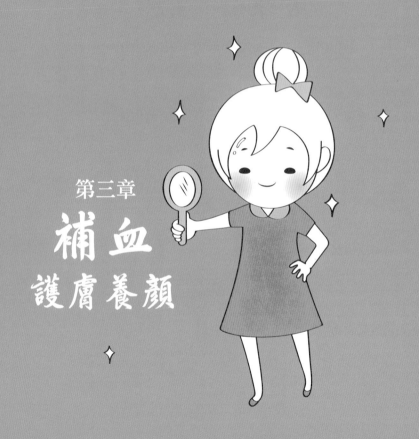

第三章
補血
護膚養顏

中醫認為肝藏血，意思指肝有貯藏血液和調節血液流量的功能。如果肝血不足就會引起頭暈、目眩、兩眼乾澀昏花、四肢易麻痺、小腿易抽筋，甚至月經不調（過多、過少或不定期來經）。

　　血的運行要靠氣推動，所以若氣運行受阻，經絡不通，又會造成血瘀，舌頭出現紫色瘀斑、臉上有黃褐斑、蝴蝶斑、黑眼圈等情況，都有可能是血液流行不暢順，月經期間有瘀血所反映出的問題。尤其是女人，要特別注重養血。有所謂藥補不如食補，血虛的人不妨先由調節飲食開始，不要揀飲擇食，再多吃補血氣食物，自然提升顏值！

四紅湯讓皮膚白裡透紅

朋友都說我的皮膚好，我的皮膚狀態也真的比我真實年齡年輕。其中一個祕密武器是我經常喝補血養顏糖水——四紅湯。有說「以形補形」，我們也一樣「以紅補紅」。

人人都想皮膚白裡透紅，想要有好皮膚，血氣旺盛是關鍵。有話藥補不如食補，天氣開始轉涼的時候，可多喝補血養顏糖水，其中一種四紅湯——很值得推薦。

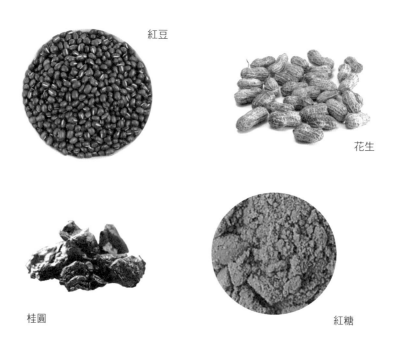

紅豆

花生

桂圓

紅糖

四紅湯

- 材料 -

紅豆 .... 50 克

紅衣花生 .... 30 克

紅棗、桂圓肉...各 8 粒

紅糖 .... 5 克

- 作法 -

① 將紅豆、花生放入鍋內，加五碗清水煮滾後以中火煮 30 分鐘。

② 等到紅豆煮開起沙，加入桂圓肉和紅糖轉小火煮 15 分鐘。

③ 最後加入紅棗再煮 10 分鐘即成。

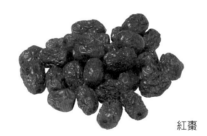

紅棗

※ 如果家中有燜燒壺就更加簡單了，提前將紅豆和花生用清水泡過夜，待第二天把所有材料煮滾數分鐘，再放進已熱好的燜燒杯，燜三小時就可以了。

紅豆、花生補血佳品

　　中醫認為藥食同源，四紅湯中的四紅——紅棗、花生、紅豆、桂圓肉，都是藥食兩用的補血佳品。

　　紅棗含豐富維他命和鐵質，可助身體製造紅血球，改善血液循環，使面色紅潤。中醫學認為，紅棗可以補氣滋脾、養血補血，是無人不曉的溫補食材。

　　花生別名落花生、長生果。花生可調和脾胃、補血止血，四紅湯選用紅衣花生，關鍵在於花生衣可增加血小板的數量，以後吃花生記著要連衣一起吃。

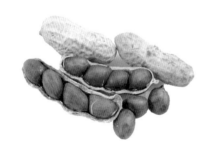

　　桂圓肉幾乎是家中必備煲湯材料，既是水果又是藥材。

　　新鮮的龍眼不宜多吃，糖分高又容易上火，燥熱之人吃上十粒八粒已經喉嚨痛，但曬乾後的龍眼，把核去掉，就搖身一變成為養血安神的桂圓肉。

桂圓肉配參茶

　　我的體質屬於陰虛有熱，本來桂圓肉並不適合我，但我會將桂圓肉與花旗參（又稱西洋參）搭配，泡桂圓水時加數片花旗參，桂圓肉屬性甘

玉靈膏

- 材料 -

桂圓肉 ....50 克
花旗參 ....5 克

- 作法 -

① 將桂圓肉與花旗參放在燉盅內清燉約兩個小時，然後把水及材料同服。

② 或者將桂圓肉與花旗參用慢火煮，煮至黏稠膏狀，冷卻後放冰箱，需要時取出一至兩湯匙以熱水沖泡成飲料。

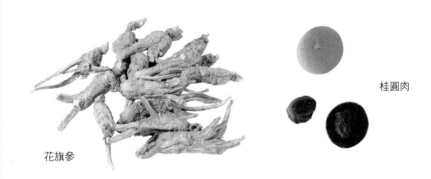

桂圓肉

花旗參

溫，花旗參性涼，這組合是調陰陽最好的配方，中醫一直追求陰陽平衡，既適合女性養血，又能助男性改善睡眠品質、益氣提神。

　　事實上桂圓肉配花旗參是名方玉靈膏的材料，出自清代著名溫病學王孟英。

補血湯水——菠菜豬肝湯

　　如果不愛甜食，不妨以湯來補血，最容易準備又補血的湯肯定是豬肝湯，介紹一道菠菜杞子（枸杞）豬肝湯，菠菜是所有蔬菜中最能補血的，

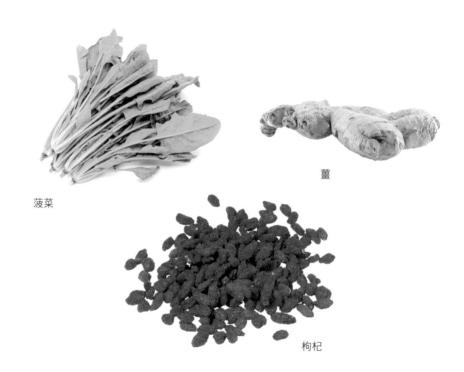

薑

菠菜

枸杞

枸杞能補肝腎，若秋天喝此湯時多加兩三片薑，配瘦肉滾半小時，是一個美味的快速補血方法。

紅糖薑棗醬補血色

從《大長今》開始，我們已經領教得到韓國人懂養生。一部《太陽的後裔》——宋仲基紮實的胸肌，宋慧喬十年如一日的美貌，怎會不搶高收視率。

不知大家有否留意以下鏡頭：宋仲基有一個提神及打氣的祕密武器，

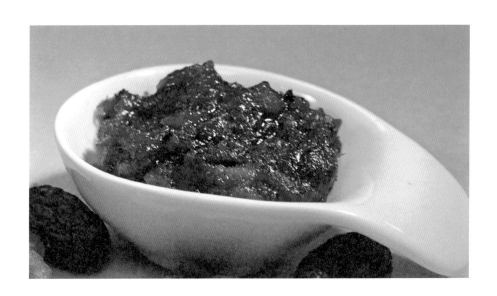

疲倦時他會手執長條狀沖劑，將粉末瀟灑地「啪」進口中。這些沖劑既像保健品又像零食，是韓國非常流行的養生食品。

這些長條狀的沖劑有不同的成分，最受歡迎有紅蔘粉、紅棗粉、五味子粉等等，可以倒出來沖水當飲品，或像宋仲基一樣撕開封條直接將粉末倒進口中。

ＤＩＹ天然紅糖薑棗醬

提起韓國就想起人蔘，但紅棗在韓國飲食中也一樣重要。韓國「阿珠媽」除了擅長自製泡菜烤肉外，各個家庭也自製紅棗薑紅茶。雖說在超市也能輕易買到瓶裝的紅棗茶，但大多都太甜或添加了防腐劑，因此我向一個韓國朋友偷師，製作百分百無添加的紅糖薑棗醬。

紅糖薑棗醬的製作過程頗為費時，但放冰箱可保存一至兩個月，隨時舀一羹薑棗醬到杯中，加熱水攪勻，就成為一杯暖暖的薑茶，還可帶到公司和同事一起享用。不妨找一個空閒的周末，在家試試自製一瓶紅糖薑棗醬。

紅糖薑棗茶半小時即成

現代人生活忙碌，若嫌動手做紅糖薑棗醬太費勁，以下有一個簡易版，半小時就可以完成。冬天早上可以煮兩人的分量，煮好之後放入保溫杯中，帶到辦公室慢慢喝。

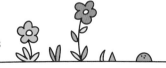

紅糖薑棗醬

- 材料 -

片糖或紅糖 ..250 克
薑 ....200 克
去核紅棗 ....50 克
桂圓肉 ....30 克

- 作法 -

1. 將薑分成三份，其中兩份磨成薑末，保留薑汁；另外一份切成細粒或片狀。
2. 紅棗和桂圓肉用半碗清水浸泡 10 分鐘。
3. 將紅糖或片糖與薑混合攪拌均勻（如使用片糖要事先切碎）。
4. 直接將糖、薑、紅棗、桂圓肉連水全部放入細鍋中加熱。
5. 煮滾後，蓋上鍋蓋轉細火慢慢熬煮 30 分鐘。期間需不斷攪拌，可適量加水防止黏底。
6. 放涼之後倒進乾淨的玻璃瓶中，放入冰箱中冷藏保存。玻璃瓶及瓶蓋要預先用熱水煮沸消毒，不能有油分殘留在玻璃瓶中。

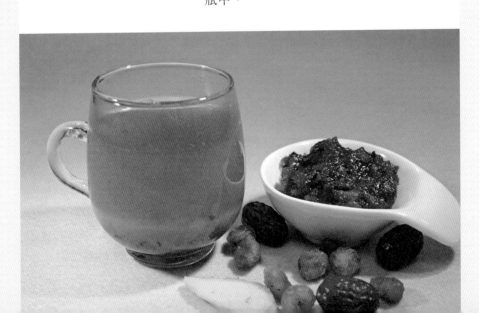

紅糖薑棗茶

- 材料 -

去核紅棗 .... 25 克

桂圓肉 .... 15 克

枸杞 .... 10 粒

老薑 .... 半塊

紅糖 .... 適量

- 作法 -

1. 將紅棗洗乾淨切成小塊，老薑切成絲。
2. 全部材料放進鍋中，加一公升水大火煮滾，轉細火煮 10 分鐘即可。

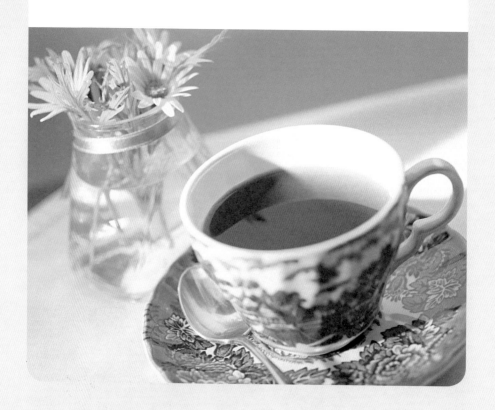

紅棗堪稱價廉物美的養生好食材，能補脾胃，常吃能使你面色紅潤，既可以補血又可降血脂，而且有鎮靜作用，所以著名的寧神安眠茶——甘麥大棗湯主要成分就有紅棗。

但若容易惹痰者就要留意，不要食用太多紅棗，否則引致身體又濕又熱，本想美肌卻反至長出暗瘡。

桑椹茶養肝潤燥

五味入五臟，酸味入肝，因此多吃酸味食物可保護肝臟，對養肝血有幫助，皮膚因為肝血充足顯得更滋潤更有血色，所以女性特別喜歡吃話梅等又鹹又酸的零食，原是天生的生理需要。要養肝血，應學會調製一杯桑椹補血茶。

現代人充滿怒氣、火氣，中醫角度稱之為肝火盛，脾氣躁不但傷感情也傷身傷皮膚，春季是肝膽經最旺盛的季節，所以在此時必須好好養肝，為一年打好基礎，保持身體最好狀態。

桑椹味甘補肝降尿酸

想調補肝血，可以調製一杯桑椹補血茶。桑椹是桑樹的果實，含有十八種胺基酸，同時還含有多種維他命以及鈣質、鐵質等，營養十分豐

桑椹補血茶

- 作法 -

① 可用保溫杯或現在流行的燜
燒壺燜茶。首先用滾水暖杯。

② 再將材料洗乾淨放入杯中，
加滾水到水位線燜 15 分鐘，
材料已完全出味，趁熱飲，
暖身又養生。

- 材料 -

桑圓 .... 8 粒

桑椹 .... 10 粒

迷迭香 .... 5 克

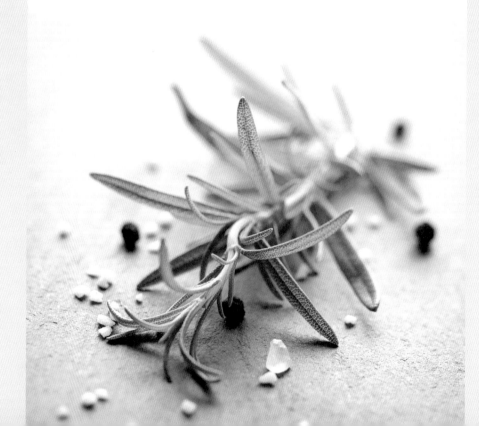

富。不但可以當水果吃，還可以入藥。中醫認為，桑椹性味甘寒，具有補肝益腎、養血潤燥、烏髮明目等功效。常吃能顯著提高人體免疫力，具有延緩衰老、美容養顏的功效。

更難得的是桑椹中含有大量桑酮（Morin）此天然成分，能直接減少尿酸生成，又可加速尿酸排出體外，簡直是痛風患者的好朋友。

桑椹補血茶作法簡單，ＤＩＹ釀酒製果醬

新鮮摘下來的桑椹可新鮮食用，或釀造桑椹酒，方法是把沖洗乾淨後的桑椹加入米酒，然後放入密封玻璃瓶內，一般封存兩個月左右就可以成酒。有貧血、手腳冰冷或易頭暈的男女均可以飲用，既補血又生津養血。

除了釀酒，桑椹果醬也流行。但論到特別，我要鄭重推介一種桑椹醬，自年前有台灣朋友送我這瓶桑椹果醬起，它已成為我到台灣必買之伴手禮，這瓶「樸食手作果醬」產自台中一個農場，將即採的新鮮桑椹入瓶，所以一揭開瓶蓋，撲鼻而來的是酸甜桑椹味，更有一顆顆完整的桑椹果子，入口有如吞進新鮮的桑椹，果味濃郁，連一向不喜歡果醬的我，也趕緊拿出麵包塗上厚厚的一層桑椹醬享用。

桑葉清補陰虛適合更年期女性

除了桑椹，桑樹的葉子也是寶。桑葉性微寒、味甘苦，中醫認為苦寒可以清熱，而甘味可以補虛，亦有疏風散熱、清肝明目之效，故經常用於治療風熱感冒，大家熟悉的桑菊飲就是其經典配方。宋代醫書《本草圖

桑椹枸杞菊花茶

- 材料 -

乾桑椹 ....10 克
枸杞 ....10 克
菊花 ....10 克

- 作法 -

❶ 加兩公升水煮半小時。

❷ 濾渣後即可飲用。

※ 經常對著電腦工作的朋友，可試煮
桑椹枸杞菊花茶飲用，不但對眼睛
有好處，還可以養肝、護肝。

※ 很多人懂得飲菊花枸杞茶，但原來
加上桑椹，枸杞明目的作用可以發
揮得更佳。

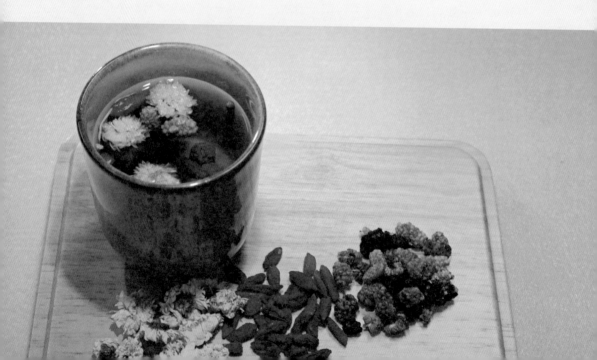

經》更稱桑葉為神仙葉，建議大家經常用桑葉泡茶喝。

大家有所不知的是，原來桑葉與人參相似，都有補益作用，唯人參的補是溫補，而桑葉的補是清補。

特別適合更年期的女性，早上烘熱出汗，夜晚睡不安穩，容易盜汗等情況，都適合用桑葉來清補陰虛。

中醫所用的桑葉也有講究，要用霜桑葉，也就是深秋、初冬打過霜之後才採摘的桑葉，這種桑葉的有效成分最多。

桑葉茶被日本人奉為長壽茶，現代研究發現桑葉茶有抗氧化、抗衰老、降低血糖、降低血脂的作用。

每日用乾桑葉5克加滾水，喝完可以加水再沖泡，喝一整天。日本人更加將桑葉配製成十六茶，成為年輕人瘦身的最愛。

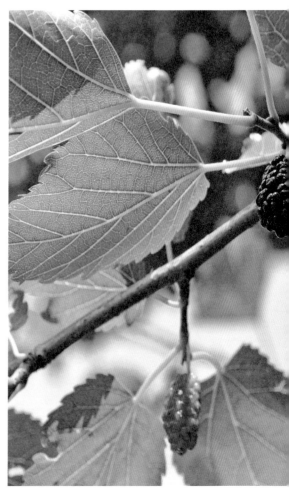

桑椹

能吃的護膚品——桃膠與花膠

最近坊間大熱桃膠，有人把它吹捧為美容聖品，亦有人誤以為桃膠與花膠是相似補品，雖然兩者都是可做糖水的食材，是能吃進肚的護膚品，但性質卻分別很大——花膠是魚肚，桃膠卻是桃樹的樹脂。

花膠一向是女性養顏佳品，皆因花膠含豐富膠原蛋白（骨膠原）。膠原蛋白如支架，在皮膚中負責支撐和承托，如皮膚中的膠原蛋白不斷消耗、流失，皮膚就會下垂，產生皺紋。近年不少女藝人強調自己在懷孕或坐月子期間以花膠補身，方可長胎不長肉，生產後仍能身形不變，所以花膠備受女性熱捧。

花膠 VS. 桃膠，出處大不同

花膠是魚肚，即是從魚腹取出的魚鰾，上等花膠多由鱉魚肚製成，一隻頂級白花膠，價值可高達十萬或數十萬。對女性們來說，花膠是吃下肚的護膚品，這點錢怎麼說也值得花。

最近香港坊間大熱的桃膠，卻是全天然的素食，而且價格相宜。桃膠就是桃樹的樹脂，當桃樹樹皮裂開，會流出金黃色的樹脂，這些樹脂具天然修復功效，可以用來修復樹皮傷口。當液態的樹脂遇空氣凝結後，再經陽光曬晾，會成為晶體，看起來像是掛在樹皮上的琥珀，摘下起就成了桃膠。

桃膠可在香港（台灣可於網路購買）的有機專賣店甚至街市有機蔬果攤買到，一包 250 克裝不超過港幣一百元，而且每次用的分量很少，十

粒八粒已夠四至六人分量。買回來的桃膠又乾又硬,要經十幾小時浸泡才變軟。

買桃膠要揀大大粒圓形的,如買下幾粒細的,黏在一起容易包著樹幹其他雜質,浸發時需慢慢挑走雜質,費時也很難清乾淨。

桃膠,燉湯、煲糖水皆宜

經浸發、去雜質後,桃膠會變成一粒粒淺黃色的「水晶」,由於它本身沒有味道,所以容易搭配,無論燉湯、煲糖水皆宜。以下介紹一種潤膚美顏的冰糖雪耳紅棗桃膠糖水。

夏天發花膠,需放冰箱

至於發花膠,反而比發桃膠容易,不需特別的技巧,重點是細心與留意時間。首先找一個乾淨的盆,注意不可以有油,否則花膠容易變臭。將花膠放入盆中,用冷水浸過面,一日換兩次水,浸泡時間因應花膠的厚薄、大小而不同。一般尺寸的花膠,浸兩日就可以了。

夏天浸花膠緊記放入冰箱,否則容易變壞。之後煮一煮滾水,加兩至三片薑片,放入已浸軟的花膠煮 5 至 10 分鐘,用筷子夾一夾,當花膠變軟就可熄火燜 15 分鐘,打開蓋就可以見到花膠變大了。

如果喜歡爽口的,可將花膠再過一過冷水,想吃比較軟滑的,可任其放在熱水中慢慢冷卻。之後將花膠分成一份份,放入冰箱備用,煲湯或燜煮時直接拿出來就可以了。

冰糖雪耳紅棗桃膠糖水

- 材料 -

桃膠 ....30 克
雪耳 1 個（視大小而定）
去核紅棗 ....15 片
枸杞 ....15 粒
桂圓肉 ....10 粒
冰糖 ....適量

- 作法 -

1. 桃膠浸泡兩天，浸發後把雜質挑走，沖洗乾淨，晾乾備用。
2. 雪耳浸泡一至兩小時，浸發後撕成小塊。
3. 將桃膠、雪耳、紅棗、桂圓肉一起放鍋中，加水浸過面。
4. 大火煮滾後轉細火熬煮一小時，需要不時攪拌，防止黏底。
5. 最後加入枸杞、冰糖再煮 15 分鐘即可。

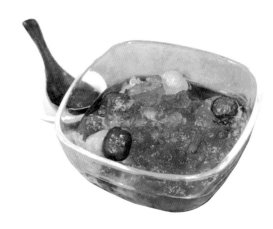

㉟ 骨膠原之王──黃耳

　　我向來奉行多菜少肉，對菇類的材料青睞有加，所以經常大力推介以雪耳麥皮豆漿做早餐，以及烹調各種湯水和甜品。不過吃得多雪耳也想搞搞新花樣，我建議大家試試含豐富膠質的黃耳、榆耳，以增滋補美容之效。這些在高級素宴才見的食材，原來也不難處理。

　　以往不少男性們提起吃素，都不太欣賞，總覺得素食餐廳收費既不便宜，吃完又不飽肚，感覺很不划算。

　　但近年大家已增綠色環保意識，又或者人到中年敵不過三高的威脅，一星期一天來個 green day、eat green 追上潮流又實在有益身心。

潤膚「齋花膠」──黃耳

　　廣東菜擅用各種矜貴材料，高級宴席中魚翅、燕窩必不可少，但現時不少餐廳響應環保，轉用骨膠原之王──黃耳，來代替魚翅、燕窩入饌。以前黃耳只有野生生長，甚為珍貴，所以價格比雪耳高得多，名貴齋菜「三菇六耳」中，上等黃耳必不可少。近年開始有人工培植，價錢也比較大眾化。

　　黃耳含豐富膠質，且膠質細膩、軟滑可口，菇肉夠厚，帶有嚼勁的口感，所以別號「齋花膠」。中醫將黃耳視為延緩衰老的食材，能滋陰潤

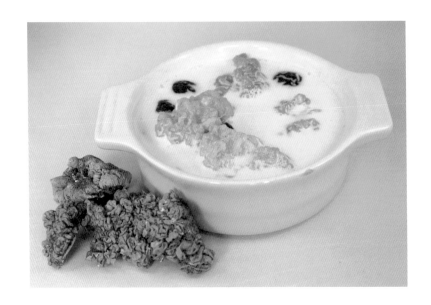

肺、美肌護膚，更有降血脂及膽固醇功效。黃耳本身味道清香搭配其他肉類，吸收配料精華，煮法也是百變。

浸發黃耳比浸雪耳需時較久，但也有速成方法。乾黃耳比雪耳細朵很多，顏色金黃，但因為肉身較厚，浸發時沒有雪耳方便，如果用清水浸發，需要五至六小時才能完全吸滿水變軟身。若花不了這麼長的時間，可以嘗試以下方法：先用清水將黃耳表面的雜質沖洗乾淨，加冷水浸過黃耳，慢火煮滾後熄火，不要打開鍋蓋繼續浸兩小時，之後再取出剪去硬蒂，煮食前可以切成細塊或者切成片。

浸泡後的黃耳比起乾品大兩至三倍，如果少人吃，浸發一朵大黃耳搭配其他材料已經足夠。黃耳可以燜煮、煲湯也可煮糖水。黃耳紅棗燉鮮奶，雪白中帶紅又帶黃，不單其營養，連賣相也極高級。

養顏「如意」——榆耳

過年過節，中國人總要一些好彩頭的菜式，榆耳象徵「如意」，經常會用來煮鼎湖上素。

野生的榆耳出自中國東北的森林地區，生長在榆樹的枯樹幹上。傳說當地人腹瀉時會上山採摘榆耳來食用，之後就會痊癒，十分神奇。現代的研究發現榆耳的成分真的可以治療痢疾。

在乾貨店買到的榆耳已經曬到乾透，十分堅硬，互相碰擊的話會發出喀喀聲。浸發之後的榆耳卻很有彈性，兼具養顏健脾、滋補肝腎、調節腸胃之效。我喜歡木耳，既因其功效也為其爽脆口感；榆耳的質感與木耳有點相似，而且味道清香，快炒最好吃。

自己在家可以試著作這道健康素菜——「榆耳西芹炒山藥」。山藥有健脾益氣的作用，跟榆耳相得益彰，一年四季都適合食用。榆耳的皺折比

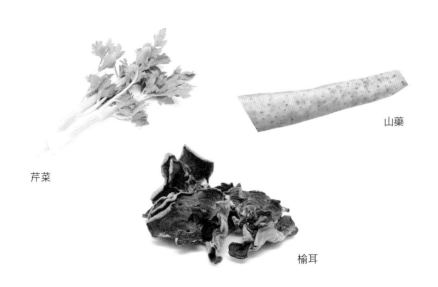

山藥

芹菜

榆耳

較多，泥沙容易藏在當中，所以炒之前要花點時間處理一下，最好的辦法是先用冷水浸過夜，再用清水將泥沙沖洗乾淨。將榆耳切成片，準備一鍋水加兩片薑，水滾之後加榆耳，汆燙 20 分鐘再撈起備用。之後步驟就和家常炒西芹一樣就可以了。

健康食材中有所謂六耳，包括黃耳、榆耳、木耳、雲耳、雪耳及砂耳。大家不妨檢視一下，有哪些是你家裡已儲備的食材，品種愈多，表示你健康飲食指數愈高喔！

紫油膏——對付濕疹

濕疹可分為急性及慢性，中醫會循清熱利濕的方向去對付急性濕疹，至於慢性濕疹就要以養血潤膚的方法來改善，濕疹難治，反復發作，傳統中藥紫油膏或許能幫到濕疹患者。

每逢季節交替，就是考驗我們身體抵抗力的時候，近年天候異常，試過數天內氣溫下降超過十度。天氣變，人難適應，皮膚也容易出濕疹，已患濕疹的人也特別易復發。

急性宜清熱，慢性宜養血

濕疹很難斷尾，西醫不斷開給你處方類固醇，中醫則不斷叫患者戒口，看遍中西醫仍反復發作，確實令人沮喪，特別是小孩子受濕疹之苦，

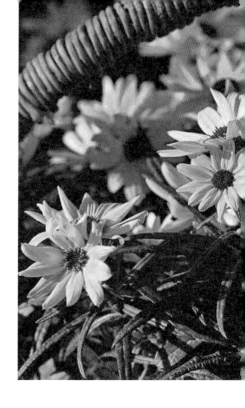

癢得雙手亂抓，父母長輩又心痛又無奈。

　　廣東人稱嬰兒濕疹做奶癬，多在兩歲前出現，如果爸媽有過敏症，遺傳的機會也大。最初出現在頭部和臉部，繼而身體四肢都有，即使醫治好後也有可能反覆發作。

　　有讀者問我，要如何防治濕疹才對？

　　我們先要辨清所患濕疹之性質，濕疹可分為急性及慢性，急性濕疹多因環境天氣及食物過敏引致，中醫會循清熱利濕之法去對付，可用馬齒莧、野菊花煮水抹身，有止癢之用。

　　至於慢性濕疹，就要以養血潤膚的方法來改善。中醫認為，血虛風燥時特別容易發作慢性濕疹，所以必須要養血潤膚。有一個傳統藥方名為當歸飲子，可有效改善濕疹、皮膚癢。其成分包括當歸、大黃、柴胡、人參、黃芩、甘草、芍藥、滑石，即是四物湯加祛風益氣的藥組成，可幫助祛風止癢。

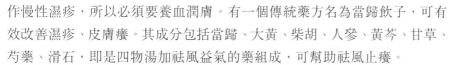

專治濕疹——紫草油膏

　　除了服藥，對付慢性或反覆發作的濕疹，也可嘗試用一種針對濕疹的藥用軟膏——紫油膏。

　　紫油膏又稱紫雲膏，是中醫治小兒濕疹常用的外敷藥膏，紫油膏成分有紫草、地榆、當歸、冰片，有些配方加入了甘草、白朮、青黛，不同產地有不同的配方及組合成分，但其中的靈魂材料就是紫草。

紫草是專治麻疹、濕疹甚至水火燙傷的中藥。紫油膏的製作方法很特別，將紫草、當歸等藥材用麻油來熬，加上蜜蠟製成，成分很天然，塗在小孩身上，萬一小孩不慎把藥膏沾到嘴內也不用擔心。紫油膏在香港一些中醫診所有售，售價不貴。

不過有一點要留意，近年有研究發現，紫草的某些成分對肝臟功能可能有損害，所以建議兩歲以下的寶寶及孕婦忌用。

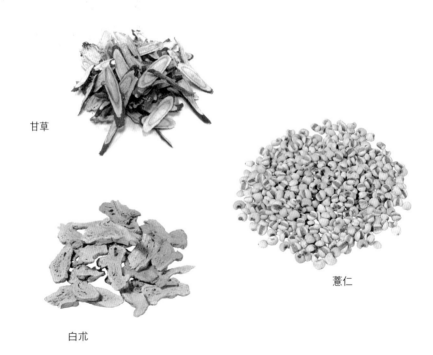

甘草

薏仁

白朮

山藥薏仁袪濕，防濕疹復發

中醫認為濕疹並非單純的皮膚病，是臟腑失調所引致。脾胃較虛弱，化濕功能較差的人，體內易聚濕氣，再因應體質屬寒濕或濕熱而出現不同症狀的濕疹。患濕疹人士忌用太熱的水洗澡，浴後可塗紫油膏在患處，同時要戒口，出濕疹期間忌辛辣及牛羊蝦蟹等發物，盡量從根本開始改善。

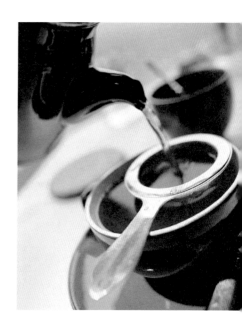

一般人看中醫最怕戒口，尤其是濕疹患者似乎什麼都不能吃，完全無人生樂趣。事實上生冷食物會令身體濕氣加重，而海鮮、牛肉、辛辣的食物及燥熱的水果都屬發物，易令濕疹反復發作，所以還需忍忍口。

在濕疹沒有發作的日子，家裡的湯水不妨用山藥、薏仁、白朮、赤小豆、土茯苓等煲湯，可起健脾袪濕之效，減低復發的次數。

刮痧板變出 V 型臉

有朋友送我一種具紅參成分的刮痧面膜，還附送一塊紫檀木的刮痧板。韓國護膚品一向喜歡東方醫學、宮廷配方之概念，這種韓國製刮

痧板，特意配合臉部的輪廓，專門用來幫臉部按摩，讓肌膚更迅速吸收養分。

台灣女生相信喝紅豆水可以瘦身，塑造 V 型臉，韓國女孩就流行用刮痧板，如果雙管齊下，內外夾攻是否就能打造一個美人臉？

幾千年來，中國的後宮妃嬪已當刮痧板為美容神仙棒，應有其理論根據。現代人擅長包裝，將刮痧板改頭換面，作用不變，但外形更潮更有型，針對龐大的女性美顏市場。

臉部也可刮痧？

講到刮痧，馬上聯想起背部刮痧時大片血紅色和點點瘀黑，恍如受吸血殭屍攻擊，令人毛骨悚然。背上刮痧後仍有衣服遮蓋，但如果在臉部

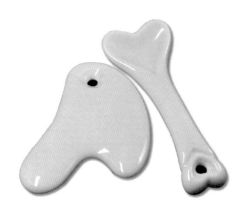

刮痧板變出 V 型臉

刮痧，留下痧點不就令人誤會發生家暴？不用擔心，臉部刮痧跟身體不一樣，雖有通經絡作用但不會出痧點，還可促進血液流通、瘦臉、祛斑、除皺紋。中醫認為氣血不足會造成皺紋，有斑、有皺紋出現的地方大多就是身體經絡不暢通的部位。

我慣常去的美容院，美容師最近向我推介一個經絡美容的療程，一個療程要花上萬元，我當然不為所動，因為只要你懂經絡原理，根據臉部經絡自行刮痧，其實並不難掌握。學會了基本手法，自己在家也能做經絡美容，不僅讓肌膚迅速吸收精華素，更能緊緻臉部肌膚。

臉部刮痧要順應經絡的走向，從中間到兩邊，從裡到外，自上而下，經過額頭，眼睛周圍至臉頰再往鼻部至下頷。為了保護肌膚不被刮紅刮傷，刮痧前需塗上潤滑劑，可以是慣用的潤膚露、面霜，也可以是刮痧面膜，如果喜歡芳香療法的朋友，也可以用精華油或按摩油。

須留意角度與速度

刮至不同臉部位置，要運用刮痧板不同部分，以及其角度與速度。刮至額頭需用刮痧板較扁平的部分，刮痧板盡量與皮膚平行，速度要慢，每一下的距離要短，就不容易刮出痧痕。從額頭中間向兩邊刮到太陽穴，同一位置刮五下之後，再刮下一個位置。

眼部刮痧要用刮痧板鈍的一端，由內往外按，從眼頭開始輕輕點按到眼尾的太陽穴。按摩眼睛上方時，位置靠近眼骨，也是從眼頭往眼尾方面按壓，大概按 20 次。眼部穴位有很多，按摩穴位可刺激淚液分泌，減輕眼部疲勞，讓眼睛更明亮。

臉部刮痧四部曲

輪到臉頰位置，就要用刮痧板有小小弧度的部位，從鼻翼向耳朵方向往上刮，有提升臉部輪廓的作用。刮到法令紋附近時，會發現鼻翼兩側特別痠軟，這裡有個美容穴——迎香穴，是大腸經陽氣聚集的地方。經常按摩此穴位，可改善臉部血液循環，消除臉部浮腫，讓氣色更好。

最後是下巴的位置，從下巴到耳垂一下一下向上按摩，可消除下頷的浮腫，提升整體臉部輪廓。

曾經目睹過一次臉部刮痧的真人示範，熟悉經絡的按摩師以刮痧板為一位臉部略為飽滿的女性刮完一邊後，出現明顯對比，按過的一邊臉

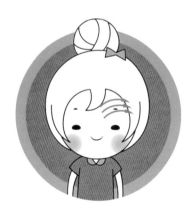

　由眼頭上方開始按至眼尾的太陽穴

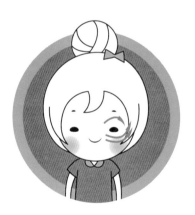

　由眼下方同樣由內至外輕刮

馬上顯得更緊緻。所以出席重要場合之前，可考慮以刮痧板幫臉部急救。
當然，堅持日日作臉部按摩，才能保持皮膚緊緻潤滑。世界上只有懶的女
人，沒有醜的女人，女性們為自己的美麗不可偷懶呀！

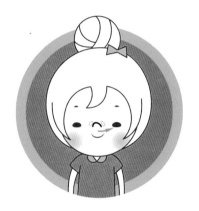

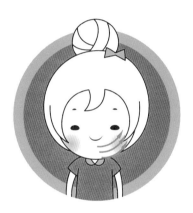

由上至下順按鼻翼，
再由人中向耳朵方向前進

最後從下巴向耳垂向上刮，
可提升臉部輪廓

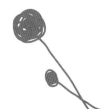

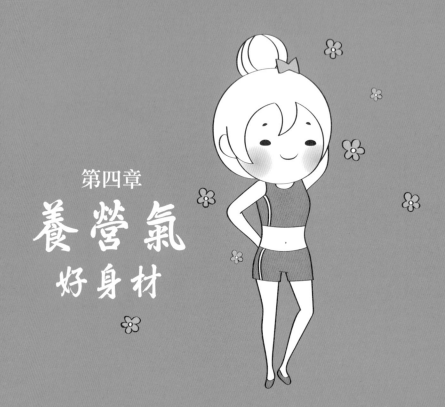

第四章

養營氣
好身材

氣分先天及後天，後天之氣包括營氣、宗氣、衛氣。營是指營養，人靠食物獲得身體所需營養，食物在胃和脾被消化吸收，然後成為養分，可以榮養滋潤身體。營氣主要分布在血脈之中，與血關係最密切。

　　人體健康有兩個最關鍵要素，分別是足夠血氣及經絡暢通。足夠的血氣源自食物的營養及充分運動，中醫講求飲食有節，節代表節制、慎食，慎食包括注意食物的質與量，而運動則幫助血氣運行，藉排汗將身體毒素排走。氣能生血，氣能行血，兩者若配合得好，就建立好身體甚至比人更 Fit（穠纖合度）的身形。

銀川玄米茶健胃消脂

日本人長壽據說與愛喝綠茶有關，但綠茶屬性偏涼，我反而更欣賞玄米茶。玄米茶是將炒過的糙米（玄米）與綠茶（煎茶）混和，以至調出來的茶，既有茶香又有炒米香，既不寒涼亦健胃消脂。

香港人喜歡遊日，也愛去台灣玩，台灣受日本統治過，所以飲食習性頗有東洋風。很多小巷小弄的房子，仍留有日治時代的痕跡。而台灣也算是我第二個家鄉，每次旅台都有新發現，最近去花蓮竟抬了一袋米回來。

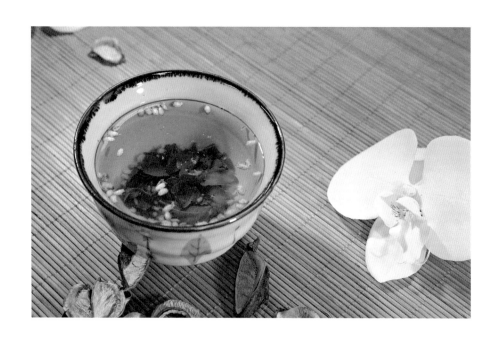

台東花蓮銀川米

這次遊台東、花蓮，發現了很好吃的
稻米——銀川米。台灣的東部，大部分都
是山區，遠離市區煩囂，也少有汙染，路
過一大片的農田，綠油油的感覺很舒服。
除了當地出產的水果（釋迦、文旦、枇杷
等）美味得難以拒絕，朋友推薦我一定要
試試當地出產的有機米——銀川有機米。
價格與泰國香米相近，味道卻好得太多，
粒粒都有米飯的香氣。

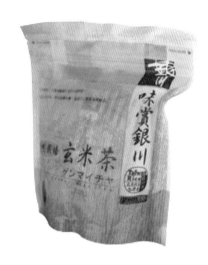

銀川米出產於花蓮縣富里鄉的縱谷
地區，沒有工業廠房，稻田都是由山間流
下來的純淨水源來澆灌。其中所產的有機
米，不但種植過程全天然，連碾米廠也只供有機米使用，盡量減少外界的
汙染。相對於種其他稻米，農民堅持有機種植要辛苦得多，一公頃的稻
田，施普通化肥只要一百多公斤，而用有機肥卻要六千公斤，人工時間花
費多幾倍。生產好吃又健康的大米，確實要付出代價。

糙米變玄米，溫熱健脾胃

搬一袋米回香港有點太瘋狂，想帶回美味給家人分享，建議買有機糙
米製成的玄米茶做伴手禮，12小包每包都有獨立密封包裝，用透明的絲
網袋包住，裡面每一片綠茶葉和銀川糙米都看得清楚。沖泡之後茶的顏色

偏綠色，與韓國的玄米茶相比，銀川玄米茶的茶味更香，浸泡幾分鐘，可見到米粒吸滿水分脹開，顏色變白，米味也慢慢散發出來。

茶包裡的糙米，經蒸煮、烘焙、翻炒之後製成，顏色從米白色變成褐色，性質趨向溫熱。喜歡飲綠茶的朋友，多半是喜歡它的清香又可以抗氧化、抗衰老，但日日喝綠茶，比較寒涼，有時會覺得口淡淡，玄米茶中的糙米增加了溫熱的性質，互相平衡，可以健脾胃、消脂、滋潤皮膚。

台灣除了玄米茶包，我發現義美出品的糙米茶包（成分只有炒香的糙米），味道很香，與自己煮的糙米水相比，不遑多讓。一包糙米茶包有25克，可以沖泡多次，但仍留有很濃的穀香。特別在冬天，泡一杯糙米茶，遠遠聞到香味已有溫暖的感覺。沖泡完之後的糙米，也不浪費，可以加到米飯中一齊煮，變糙米飯，也可以放入攪拌機中加少量粟米和熱水，打成糙米粟米糊，補充膳食纖維，促進腸道蠕動，「去」得更順暢。

陳皮普洱茶天然化油劑

好的普洱茶口感濃滑，再加上陳皮的香味，特別適合喉嚨不舒服的時候喝。一口茶順喉嚨飲下，十分順滑，滿口都是香醇的桔香和普洱的甘甜，芳香之餘，還有理氣健脾、化痰止咳的作用，收藏時間愈長，味道愈香。

我對飲茶愈來愈講究，講究的不是指茶的品質，而是指飲茶的時間與分量。黃昏過後，我基本上與茶絕緣，有些朋友比我對茶更敏感，午飯後

已是滴茶不沾，那實在是可惜，平白放棄了享受 High Tea（下午茶）的機會。也有人說濃的茶不能太晚喝，綠茶、味淡的茶無所謂，因為咖啡因較少。

茶的好處其實很多，茶多酚有很強的抗氧化、抗衰老作用，所以茶還是要喝，問題是何時、如何喝。

普洱瘦身，陳皮健胃

最近愛上泡陳皮普洱茶，特別是天氣開始轉涼，我會由喝鐵觀音改為喝普洱。自己動手做陳皮普洱茶很簡單，如果是一人份獨自喝，半塊陳皮就足夠了，用手將陳皮捏碎，與普洱茶一起泡，泡四至五回仍有茶香，最好挑十年以上的陳皮才夠老。或將撕碎的陳皮放入普洱茶葉的密封鐵罐中，要品嚐時才取出一小撮來沖泡，最近我去長途旅行，帶著傷風（感冒）

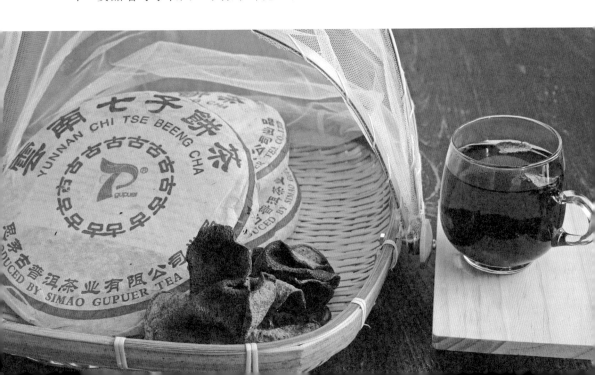

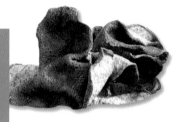

陳皮

咳嗽上機，就是靠每天一壺陳皮普洱茶來潤喉止咳。

陳皮歷來被廣東人視為珍寶，看中它芳香的氣味，還有理氣健脾、化痰止咳的作用，收藏時間愈長，味道愈香。近年普洱茶愈來愈受追捧，特別是其降血脂、瘦身的功效，使得普洱成為養生茶飲的代表。普洱同陳皮普洱一樣，愈陳味道愈香醇，廣東的陳皮加上雲南的普洱，雖然產地相距這麼遠，但搭配在一起，味道卻出奇地相襯。

普洱茶色素，可抗氧化

女性們最怕皮膚老化，抗衰老的關鍵就是抗氧化。之前一直說綠茶中的茶多酚有很強的抗氧化作用，近年研究發現普洱茶也有強大的抗氧化成分，普洱茶呈紅中帶黑，皆因普洱茶中的茶色素——茶黃素、茶紅色、茶褐素，這些茶色素的抗氧化作用，比茶多酚毫不遜色，幫助身體抗衰老，皮膚保持彈力。

當然還有女性們最關注的瘦身功效，長期喝普洱茶可降膽固醇和血脂，抑制身體吸收糖分，更促進脂肪的分解。日本的研究更發現，比起其他減肥方法，飲用普洱茶對減肥的效果很持久，不容易反彈。加上陳皮，對肺及脾胃更好，可以助消化、排胃氣、減少腹部脂肪的堆積。兩者配合，減脂的功效倍增。

自製柑普茶

近年投資普洱茶成為港澳台有錢有品味人士的身分象徵，陳年普洱價

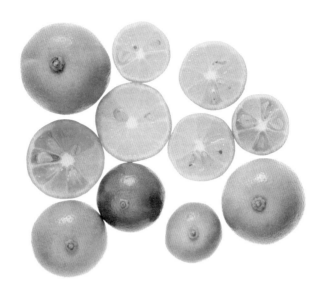

值驚人，更興起將普洱茶放在新會柑內，口感與我剛才的陳皮普洱茶應該相似，但價錢卻相差豈止過百倍。

柑普茶的作法是取新鮮的新會柑，在其頂部開個洞，取出果肉，往果皮裡填入普洱茶葉，風乾發酵後製成。沖泡的時候取出少量的茶葉，再捏一小塊陳皮，一起沖泡。陳皮捏得愈碎，柑香味就愈重。市面小小一個「柑普」的價錢就逾百元，比普通普洱茶貴得多，但內含茶葉的品質和年份卻無從考究。

如果正好碰上柑收成的季節，再加上吹北風的晴朗天氣，可以在家嘗試自製柑普茶。買幾個皮又薄又光滑的皇帝柑，用米水浸泡十數分鐘，清洗後抹去表面汙漬。

在皇帝柑的頂部用刀劃了一個小圓，小心取出裡面柑肉，填入自己喜歡的普洱茶，再將割下的小圓果皮重新蓋上。之後把裝好茶葉的皇帝柑整個用紗布包著，吊在通風陰涼處吹乾，吹至柑皮變成褐色的陳皮便可。和陳皮一樣，隨著年份的增加，柑普茶會變得愈來愈醇香。

黑豆瘦身法飽肚又養生

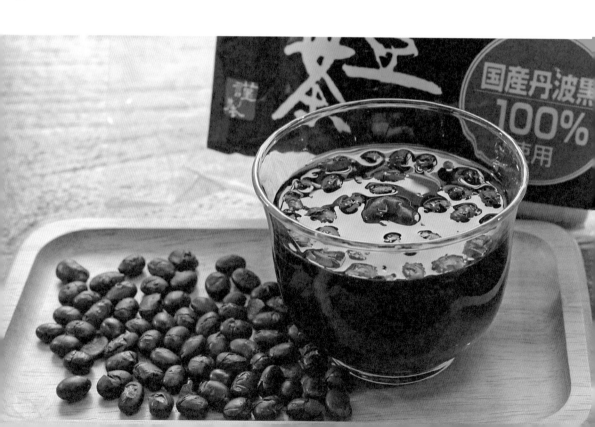

日本女孩子近年流行一種瘦身新方法——黑豆減肥法，既不用捱餓又養生。將黑豆浸五至六小時，然後一起煮飯或放湯做材料。

因為黑豆有飽腹感，而且營養豐富，所以晚飯時咀嚼十粒八粒黑豆，吃白飯的分量自然大大減少，既可飽腹也不怕肥。

我家櫥櫃長年放有黑豆，因為我習慣用三份黃豆一份黑豆來攪拌豆漿。但最近去日本中部旅行，買了一包丹波黑豆，令我嚐到前所未有豆的濃香。

養出好血氣，做享瘦美人

丹波黑豆，蛋白質含量驚人

原來日本岡山縣丹波出產的「丹波黑豆」，是黑豆中的極品。江戶時代，只有天皇貴族才能享用此極品。其祕密源自「丹波霧」，丹波山地早晚被白霧籠罩，植物得到充分的水分滋養，因而生長出的黑豆也特別大粒，肉厚，味道濃郁之餘還有十足的營養。

丹波黑豆的蛋白質含量很高，相當於肉類的兩倍、雞蛋的三倍、牛奶的十二倍，而且人體必需的八種胺基酸都齊全。黑豆皮也含有豐富的花青素，是女性們抗氧化的最佳補品，能對抗身體多餘的自由基，保護血管健康。

岡山縣在日本本州中部，對香港人來說是新興的旅行路線，在岡山縣的旅遊景點及溫泉酒店小賣部內都會見到一袋袋黑豆茶，每袋有20小包，店主強調每包是用未經漂染的紙袋放入炒香了的黑豆，每喝一口黑豆茶，都滲出很濃的豆香。

還有用丹波黑豆做成的納豆，黑豆放於糖中至徹底煮熟，確保每粒黑豆的芯都煮到入味，再待其乾燥。隨著時間日久，黑豆的表面有一層白色薄薄的紗，變成帶甜味的甘納豆，不耗損黑豆本身的味道，更有高級甜品的味道。所以喜歡去日本旅行的香港人不要再買和菓子做伴手禮，每到一處地方就買當地最盛產的食材，那就必然是最地道的伴手禮，收到伴手禮的朋友亦會感受到贈送者的心意。

另外，香港人習慣喝的花生雞腳湯也可以來一個加強版，加50克黑豆一起煮，能補腳力之餘，男士能壯腰腎，女性能祛斑，全家合用。

但要留意，經炒熟後的黑豆，性質偏溫，體質燥熱容易上火的朋友不宜多吃，或留待天氣轉涼，秋冬季節才享用吧。

青仁黑豆桂圓紅棗茶

- 材料 -

青仁黑豆.........50 克
桂圓肉............15 克
紅棗 ....5 至 6 粒

- 作法 -

① 所有材料以四碗水煮半小時再燜十分鐘即成。

② 黑豆分青仁及黃仁黑豆，黑豆本來就具有美肌養顏的功效，而青仁黑豆更含豐富鐵質，補肝腎，營養更高。

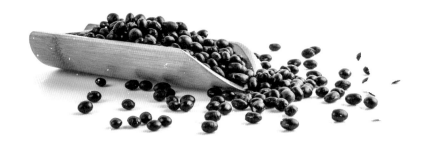

黑豆

金針湯茶助減肥消腫

小時候不喜歡吃金針菜，因為吃出酸酸的味道覺得好奇怪，這個印象一直保留到現在，雖然知道金針營養豐富，長大後也很少主動嘗試，直至到台東一行才對金針花有全新體驗。

台灣人近年流行在地食材，意思是多用生產地當季最盛產的食材，農作物不需經過長途運輸，減低碳排放，也不需經由生產到銷售的多層食材供應鏈攤分利潤，支持農民耕作，令他們得到應得利潤。

別名忘憂草，養血平肝

最近往台東花蓮旅行，完全享受了一趟慢活之旅，每天品嚐在地食材的無菜單料理。更驚喜的是，在台東太麻里碰上金針花季，眼下盡是黃澄澄的金針花，花期有整整兩個月。花期過後，將花蕾摘下，曬乾就成為日常食用的金針。

金針別名萱草，古時候是象徵母親的花，有養血平肝，安定情緒的作用，所以又叫忘憂草，可以幫助抗氧化、抗衰老，當中的胡蘿蔔素更媲美紅蘿蔔的含量。

在台東一帶，金針花除了入饌，更會用來泡茶。初嚐金針花茶，飄起淡淡的花香，完全不會想到就是平常用來蒸雞的金針，亦沒有小時候記憶中奇怪的酸味。

金針料理，創意無限

細問之下才瞭解，以傳統方式加工的金針，為保持顏色鮮豔亮麗和延長保存時間，會經二氧化硫處理，而當時的技術又難控制留在金針上的亞硫酸鹽含量，故令金針留下酸酸的味道。

而花蓮人沖泡花茶所用的金針是風乾的無硫金針，所以不帶一點酸味。新鮮採摘的金針花蕾，以古法炭焙整整 24 小時風乾，天然原味得以保存。細看茶壺中的金針樣子，也和以前見到的金針不太一樣，顏色比較黯淡，沖泡之後的金針花，花瓣微微張開。原來，金針採摘的最佳時間是花蕾將要開放前的數小時，經過多次熱水沖泡之後，花瓣就會自然展開。

金針芹菜湯，助減肥排毒

金針能利水消腫，有助減肥，而且其鐵質豐富是菠菜的二十倍。在台灣，金針料理層出不窮，有新鮮花蕾料理、炒金針、金針雞湯、金針滷肉

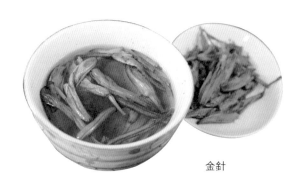

金針

飯，還有特別的炸金針、金針霜淇淋。

買金針，宜選條形較粗的，顏色也不要太鮮豔。煮之前要提前處理金針菜，先用清水浸泡 30 分鐘，沖洗乾淨後備用，最好可以再汆水 3 分鐘，這樣處理可以保持脆口之餘，也可去除絕大部分殘留的二氧化硫。乾的金針菜浸軟後，可以用手打結，每一條打一個結，雖然極費時，但能令金針口感更爽脆。

介紹一款健康瘦身湯──「金針芹菜瘦肉湯」。材料包括金針四兩、芹菜四兩、紅蘿蔔一條、玉米一條、薑一片和瘦肉。芹菜及金針都含極豐富纖維，熱量低，有助減肥、排毒，夏天可以用此湯代替晚餐。不過，有尿酸高及痛風者要留意，忌吃太多金針。

排毒養胃紅茶菌

現代人流行愛吃菌，愛做麵包的人用天然酵母菌，常吃乳酪是為了攝取益生菌，市面上亦出現很多酵素飲料、沖劑，你身邊的朋友可能已一窩蜂在做水果酵素。

最近去一個朋友的工作室，他用一杯冰涼、顏色淡紅略帶酸味的飲料來招待我，故作神祕地要我猜是什麼。我說味道有點像加了糖的檸檬茶。謎底揭曉，原來是近日在外國非常流行的排毒紅茶菌。

我是首次嚐到紅茶菌，味道不難接受，但當朋友把這杯飲品的前身，即發酵中的樣子給我開眼界時，那一刻我有點後悔把整杯飲料喝乾。為避

免顯得我無知，我還要擠出欣賞的眼神來聽他解釋。

至今仍記得他把一個大玻璃罐捧過來，表面是一層層有如海蜇的東西，原來叫菌膜，而我喝下的飲料就是沉澱在菌膜下的紅茶。朋友說矜貴之處就在這菌膜，坊間買不到，只能靠別人分享，把菌膜借種出來，那天我這位朋友就慷慨地把一大瓶紅茶菌膜相贈予我。

源於中國的「胃寶」

回家後我認真地把紅茶菌的好處研究一下，才知道紅茶菌在外國非常流行，瑪丹娜也是其粉絲、愛好者。而喝紅茶菌的潮流也開始席捲到香港，但不要以為紅茶菌是新生事物，正如我朋友說，她媽媽自小在鄉下已經有在繁殖紅茶菌，不斷轉送同村親友，家裡人一直身體很強壯，絕少看醫生，故朋友堅信與紅茶菌有關。

翻資料一看，紅茶菌原來起源於中國渤海一帶，至今已有 150 年歷史。八十年代被俄國人帶入蘇聯，並在蘇聯的高加索一帶培養應用。直到九十年代，日本的一位俄國女教士烏居從高加索帶回日本進行培養，然後又由日本流傳到世界各地。

紅茶菌茶英文叫 Kombucha Tea，是糖、茶、水經接種紅茶菌母發酵而成的一種酸性飲料，顏色、味道類似檸檬茶與酸梅湯。紅茶菌的菌膜酷似海蜇的皮，故被稱為「海寶」；由於紅茶菌能幫助消化，治療多種胃病，所以有些地方稱為「胃寶」。

紅茶菌是由紅茶水、糖釀成含酵母菌、醋酸菌和乳酸菌的菌液，故而又被稱為「紅茶菌」。發酵的過程中會產生酒精和醋酸，所以紅茶菌放愈久就會愈酸。

促新陳代謝，助消化

紅茶菌富含維他命 C、維他命 B 等營養素，並含三種益菌如酵母菌等，因此能調節人體生理機能，促進新陳代謝，幫助消化，防止動脈硬化。

香港很難找到賣紅茶菌種的店鋪，一般都是朋友之間相互饋贈菌種，在網上也看到有群組查詢「借種」。假如你有菌種，只要將一小塊菌種放到紅茶糖水中，幾個星期就可以長成很大塊，而且菌種放在冰箱中可以保存幾個月。

紅茶菌近年被視為改善消化、幫助體內排毒的發酵飲料，但腸胃敏感者、小孩與長者應小心飲用，特別是在發酵過程中若處理不當，受到汙染，或招來空氣中的黴菌，有可能引致肚痛腹瀉，這種人為排毒方法不要也罷。

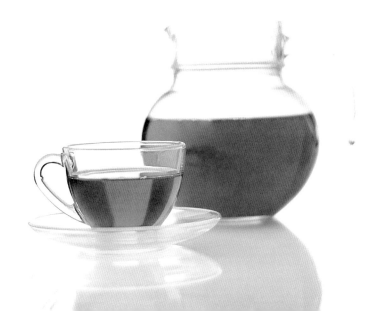

紅茶菌

- 材料 -

紅茶葉 ....適量
糖 ....適量
菌種 ....適量

- 作法 -

① 紅茶葉適量，加水煮茶。
② 在紅茶裡加糖（水：糖比例 =10：1），待涼。
③ 加入菌種（菌膜、菌液），放在玻璃罐中，置於陰涼處進行發酵培養三周。（菌種約水量的 20%）
④ 以紗布封住罐口，可通氣並防止小蟲。
⑤ 一般在 10 至 30℃的環境下發酵一周，液面便會生長一層薄膜，隨著培養時間的增加，膜逐漸加厚，形似海蜇皮狀。

注意：

　　因為酵母菌會代謝出二氧化碳，所以若用蓋子緊鎖住罐口，飲料會像啤酒一樣有氣泡，要每周打開蓋口讓它們呼吸一下，才不會死掉。另外，罐底置一水盤可防止螞蟻爬入。發酵所需使用的一切工具、容器要進行消毒，切忌帶有水氣及油分。當發現菌膜上生長黴菌如紅、綠、黑、白毛狀物，味道也變臭時，就不能繼續飲用。

保存菌膜方法：

　　用原來發酵好的菌液可以重新種菌。菌膜可以續用或丟掉，或是撥去新的一層（舊的丟掉都無妨，發酵快慢問題而已）。每次續作記得將菌液全部倒出，清洗玻璃罐並用熱水消毒，以防止雜菌感染。

玉米鬚是水腫救星

　　韓國女神全智賢當母親了，聽說這位來自星星的美女，在月子中心坐月子時每天喝的是瑞士的礦泉水，今年春節我到瑞士旅行，當然也學女神每天喝礦泉水，甚至洗臉、泡澡，外敷內服不放過這些好水。

　　韓國女星身形好，皮膚滑，據聞有另一個減肥瘦身殺手鐧，就是每天喝玉米鬚茶。

　　韓國人對膳食養生很有研究，玉米鬚茶是女孩瘦身其中一道獨門祕方，市面發售的玉米鬚茶不但有瓶裝，也有用玉米鬚做成茶包，在辦公室都可以隨時泡一杯喝。

　　韓國的茶包有玉米茶同玉米鬚茶之分，兩種茶包的外包裝都很相似，要仔細看標籤才能分清楚，玉米鬚茶英文是 Roasted Corn Tassel Tea，玉米茶英文是 Roasted Corn Tea。

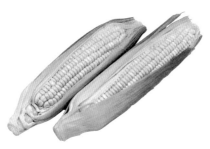

玉米茶和玉米鬚茶都有利尿消水腫的作用，不過玉米鬚茶的消水腫作用就更強一些，記得買之前多看兩眼。

香港女孩子大部分上身體型標準，下身發胖，西洋梨身形成原因只有一個，愛坐不愛動。一日八個小時坐在辦公室，下班又沒時間運動，新陳代謝就更加不好，小腿和腳容易浮腫。玉米鬚茶簡直是蘿蔔腿、腳水腫救星，可以促進新陳代謝，幫助身體排水，消除水腫之後，手腳自然變得纖瘦。

玉米鬚茶加玉竹更養陰

無論是玉米茶或者玉米鬚茶，都不是直接將之曬乾就放入茶包。

首先是將玉米衣撕掉，然後將玉米粒和玉米鬚分開，玉米鬚烘乾，玉米粒炒香後磨碎，然後再將兩者包入茶包袋中。

韓國流行的玉米鬚茶，外觀尤如普通茶包，成分除了包括玉米、玉米鬚更添加了玉竹。玉竹養陰潤燥，令女性皮膚更好，而且有降血脂血糖作用。玉米鬚茶味道很清淡，飄著淡淡的玉米甜味，很容易入口，去到韓國記得掃貨做伴手禮了。

玉米鬚是玉米衣及玉米粒中間一條條的鬚鬚，平時煲湯千萬別將玉米鬚當垃圾，那是祛水腫之寶。從中醫角度分析，玉米能利尿排石，也能降脂、降壓、降血糖，是優質的養生食材。

玉竹

玉米鬚芯煮水利水消暑

玉米芯煮水大人能喝，連寶寶及小孩都能喝，開胃消滯，還可以清熱氣。玉米鬚和玉米芯煮水，春天可利水，夏天可消暑，特別是對於小便偏黃、小便不暢、有痛風或糖尿病的朋友就更加適合。

怎樣煮玉米水？到街市買五六條新鮮玉米，將最外層的一兩片玉米衣撕掉，將其餘的反摺，讓玉米粒露出來，不要去掉玉米鬚，整條浸水十分鐘，去掉農藥。再把玉米斬成一段段，連皮帶鬚用清水煮一小時左右，不

加糖亦不加鹽，夏天可以當水喝。

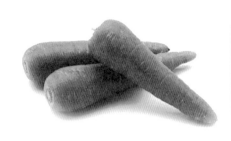

除了玉米水，廣東人很喜歡用玉米煲湯，將兩條玉米配合佛手瓜兩個（開邊切一半）、紅蘿蔔一條、生熟薏仁各 10 克，加瘦肉就成為一個既清潤又去水腫的春天湯水。

現代人愈吃愈精細，吃菜要吃菜芯，以至一斤菜去頭切尾吃不到一半，將上帝賜給我們的大好食材浪費掉，要懂得吃也要學懂惜食，盼大家都珍惜食物，善用食材。

4.7

自製排毒水果水

不喜歡喝白開水的朋友，最近流行喝排毒水果水（Detox Water），又叫維他命排毒水。算是為他們找一個出路。而自製水果水方法簡單，可選當季水果組合試著做。

認識有些人，不喝清水，因為淡而無味，甚至說喝清水會反胃，然後每天靠奶茶、咖啡、果汁、湯，為身體吸入水分，這個想法很值得商榷。奶茶咖啡不算水分，喝多了不但令血液變得黏稠，同時奶茶咖啡大多經炒過，性質偏熱了，多喝會讓身體變得燥熱。

到底一天是否真的要喝八杯水，怎麼喝？平均每小時喝一杯？抑或口渴才喝水……眾說紛紜，我的看法是喝水不要待口乾才喝，道理就等於不要讓身體感到寒冷才添衣。

選密封瓶子

　　對這些不喜歡飲水的朋友， 最近流行喝的排毒水果水，算是為他們找到一個出路。Detox Water作法很簡單，將水果或者蔬菜放入玻璃瓶中，加清水放入冰箱浸一晚，第二日就可以飲用。浸完一晚，清水變得顏色鮮豔，帶有水果清香。

　　自製 Detox Water 首先要挑選適合的器皿。密封瓶子除了可以較易浸出果味之外，亦有助減慢營養素氧化速度。不同的水果組合的搭配，除了味道不同，功效也不一樣。水果和人一樣，有不同的性格，有些屬於溫性，有些偏向涼性，可以根據不同季節的特點，搭配不同的水果做天然維他命水。

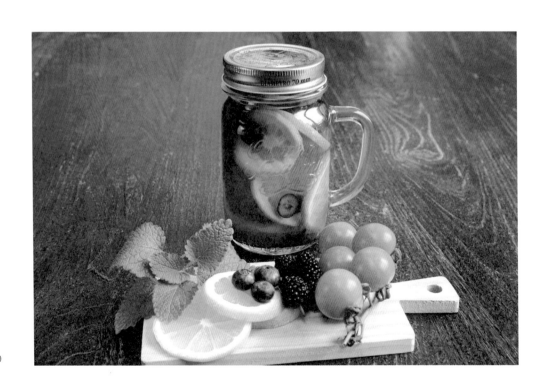

選當季的溫涼水果組合

春天要養肝，多吃一些藍藍綠綠的水果，各種雜莓是首選，藍莓、葡萄、黑加侖子都含有豐富花青素，可以保護眼睛又可以保持肌膚年輕。只要在瓶子放幾粒用勺子壓爛的藍莓，整瓶 Detox Water 都會變成很漂亮的粉紅色。

夏天是最適合喝 Detox Water 的季節，有很多新鮮水果可選。紅色的水果例如草莓、紅石榴都是時令水果，而用瓜類浸水可以減輕夏天的煩熱，黃瓜可以清熱解暑、利尿排毒，蘆薈可以清肝熱、通便祕。再加一兩塊新鮮的薄荷葉，增添香氣，又有冰涼的口感。

秋天天氣乾燥，雪梨味道清甜，對肺部同喉嚨都好，是秋天 Detox Water 一定不可少的水果，另外楊桃也是一個很好的選擇，紓緩喉嚨乾痛特別有效。秋天天氣開始慢慢變涼，可以在瓶中加些豆蔻粉、肉桂粉提味，只要一茶匙，整杯飲品就會散發很濃烈的香味。

豆蔻和肉桂都帶點溫熱的屬性，可以平衡蔬果的寒涼，也可以插一支肉桂棒到杯中，一來可以增加肉桂的香味，也可以當攪拌棒。

冬天天氣變得寒冷，如果繼續喝冷飲，很容易傷害我們的脾胃，所以冬天謹記要改喝熱飲。

檸檬和橙是百搭的水果，四季皆宜，含豐富維他命 C，但這些帶果皮的水果，

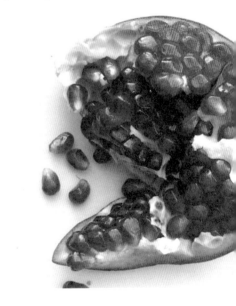

未切開之前要用鹽搓去果皮上的果蠟，再用刀輕刮果皮，之後用溫水浸20分鐘，盡可能將農藥洗掉。

水果水有無特別排毒功能，仍沒有實質證據支持，不過因水果水香味而令不喝清水的朋友多喝一些水，對身體總是有好處的。而且跟果汁相比，水果水不會有果糖過多的問題。另外，水果水在飲水之餘，最好連果肉渣一起吃，補充纖維素，更加健康。

小心優格低糖陷阱

近年流行希臘優格，我也喜歡，愛它口感更濃稠更豐富，有人見我吃生冷食物會帶著疑問說，中醫不是要人戒口很多東西不許碰不可吃嗎？其實中醫養生講求平衡，天氣炎熱加上體質偏熱的人，用食物令自己涼快一點，也是一種陰陽平衡的飲食方法。

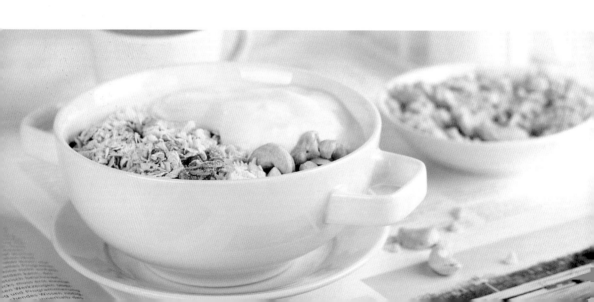

香港的超市乳製品項目中優格的品牌很多，優酪乳似乎比較少，優酪乳與我們平時吃的優格其實是同一家族，都是牛奶經發酵而成，口感不同因為製法不一樣。平時我們見到超級市場賣的優格，大部分都比較稠，可以用湯匙舀。而優酪乳的口感比較細滑，可以用吸管直接喝，一般是牛奶經過發酵之後，再加入了奶、水、糖經過攪拌均勻才裝到杯中。

中醫養生講求平衡

有人誤以為要身體好必須戒絕生冷食物，其實中醫養生講求平衡，天氣寒冷當然不鼓勵再吃冰冷食物，但天氣炎熱時加上體質偏熱的人，可以用食物讓自己涼快一點，選擇食物能與季節、氣候、個人體質配合，就是適合的飲食之道。

舉個例子，天氣炎熱，胃口不好，肚脹腸胃不適，來一杯優格有助腸道暢通。我喜歡希臘優格的口感，與普通優格不同在於，重複做多了一次篩去水分和乳清的工序，加入比一般優格更多的牛奶，所以口感更滑；平均四公升的牛奶才製造一公升的希臘優格，蛋白質含量也比普通優格多一倍，令你有飽腹感。而希臘優格的乳糖則比普通優格的少一半，有乳糖不耐的朋友都可以放心食用。

買優格的時候可留意標籤中註明蛋白質含量，最好挑選蛋白質多些的，蛋白質少於 1.0% 很可能已被稀釋過，當然就沒這麼好。

優格伴果仁平衡溫涼

無論是優格還是優酪乳都要冷藏才可以保證乳酸菌的活性，如果擔心

直接喝冰涼的優酪乳會傷害我們的脾胃，從冰箱取出後可待涼氣和水珠稍退才喝。

吃優格，我會倒在玻璃碗中，伴著果仁吃，果仁首選核桃粒、杏仁粒、松子。香脆的果仁粒與優格拌勻，口感馬上豐富起來。

中醫認為核桃、杏仁性質都屬於溫性，經過烘焙之後更增溫性，加到優格中可以幫助中和優格的涼性，減少對脾胃的傷害。

希臘優格中我又特別喜歡挑選肉桂口味，肉桂一般我們在喝卡布奇諾的時候，會灑一點粉末在打起的奶泡上，但肉桂配咖啡其實不太適宜，因為肉桂是一種香料，本身性質屬溫熱，有活血散寒作用，與同樣燥熱的咖啡搭配令飲用者更為上火。

但肉桂跟優格就卻是絕配，一來肉桂的溫性可平衡一下冰冷的優格，再者肉桂具有抗菌活性，對腸道有溫和刺激作用，肉桂的香味也能刺激胃口及食慾。

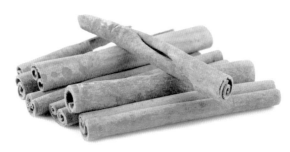

肉桂

小心糖分與生產商品牌

但要留意優格的發酵需要糖分做原料，所以很多優格中都會添加大量的糖，而甜味又被優格本身的酸味所掩蓋，所以超高的糖分經常被大家忽略。舉個例子，平時喝得最多的小瓶乳酸菌飲品，雖然小小瓶只有 100 毫升，但已經有超過 15 克糖分，相當於 3 粒方糖，挑選的時候記住要留意。

也需留意生產商的品牌。最近一次到台灣，我從台東到台北，走過無數的便利店都遍尋不著我愛喝的那一種優酪乳。正在納悶那麼好喝的東西是賣缺貨嗎？後來從網路得知，原來這個優酪乳正是爆發黑心油企業旗下的乳製品，因受牽連全部被拉下架。

做食品企業要有良心，近年不管是中港台都出現食安事件，是人的心出問題，把公司的品牌拖垮了，絕對是害人害己的行為。

超高纖 Salad Jar

最近流行野餐，不少人已做足準備，一等合適天氣就出發，找個郊外、公園，來個清新野餐組合。最近很流行Salad in a jar，是最適合野餐環境的綠色食物。

Salad in a jar 就是用玻璃罐來準備沙拉，但如何選擇食材和擺法都有講究。第一步要先選一個合適的玻璃罐，用玻璃罐裝比較容易判斷分

量，而且可以見到不同顏色的蔬菜和水果一層層鋪在玻璃罐內，令人胃口大開。

超級蔬菜：藜麥、羽衣甘藍、苜蓿芽

　　玻璃罐建議選用瓶口較闊的，容易將蔬菜放入罐內，食用時方便很多。另因沙拉要馬上吃，不會再加熱，所以瓶口要夠密封，才可保證隔絕細菌，食物乾淨衛生。

　　沙拉的材料可以隨自己喜歡，各種各樣的蔬菜、豆類、瓜類都可以。藜麥、羽衣甘藍、苜蓿芽都是我的 Salad Jar 首選。

　　藜麥營養豐富，有 14% 是蛋白質，不但高於糧穀類食物，還含八種必需胺基酸，膳食纖維堪比蔬菜，而且含澱粉比較少。現在有很多女性為了保持身材只吃蔬菜不吃肉類，就可以用藜麥補充蛋白質。煮法很簡單，用一杯藜麥加兩杯水，煮十至十五分鐘，讓藜麥變透明而麥芽未打開就可以了，這樣煮口感很彈牙，有點像小米，很適合做沙拉。羽衣甘藍被稱為超級蔬菜，低熱量、高纖維、零脂肪，卻擁有比牛肉更多鐵質和鈣質（以每卡路里計算），有助於防止骨質流失及保持軟骨和關節的靈活性。這種天然的排毒食品，含有豐富維生素 A、C、K 及抗氧化劑，可提昇身體多種功能。

　　苜蓿芽是發芽的苜蓿種子，西餐吃沙拉或三明治時常發現，可以視之為洋人芽菜。苜蓿芽營養遠高於其他豆芽，幾乎包含了所有人體所需的重要胺基酸，又含極豐富葉綠素、礦物質和膳食纖維，能使血液裡的總膽固醇和壞膽固醇含量下降，而且苜蓿芽的皂素還可以防止皮膚受真菌感染。

蔬菜層層疊

Salad in Jar 的鋪排建議：

最底層：放不同的醬汁，分量大概是三至五湯匙，可按需要添加。如怕醬汁太肥，只放小小義大利黑醋、黑胡椒也可以。

第二層：建議放黃瓜或者紅蘿蔔，這些口感較硬的食材浸在醬汁裡會比較容易入味。

第三層：蔬菜水果可以放在這層，例如洋蔥、花椰菜、蘑菇、番茄、玉米粒等等。

第四層：可以鋪些果仁豐富口感，例如松子、葵花籽、芝麻。

第五層：健康午餐蛋白質不可少，雞胸肉、藜麥、雞蛋都可以加入沙拉中。

最頂層：最後放生菜。萵苣、羽衣甘藍、苜蓿芽都可以放在頂層，比較不容易被壓爛。

有時午餐只吃沙拉會不夠飽，如果想更加飽足感，可以加些主食。義大利麵和螺旋麵都是很好的選擇，或者加些番薯和南瓜，增加膳食纖維更加健康。在中醫養生角度，生冷食物始終對脾胃有損，所以若習慣夏天以沙拉當正餐的女性們，若出現口淡（味覺減退）、大便散爛或黏濕，胃脹或有反胃欲嘔，又若發現舌頭脹大發胖，舌苔濕膩，代表你已濕從內生，可能影響了脾胃，就要暫別你的沙拉餐，以免寒氣積於體內影響長遠健康。

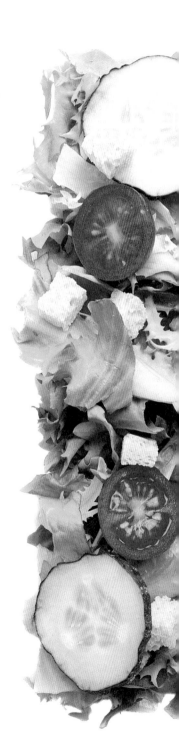

第五章

運宗氣
體魄佳

我們形容一個人說話聲如洪鐘會說「中氣十足」，其實正確寫法應該是「宗氣十足」。宗氣在胸中積聚，肺的呼吸功能與脾胃運化功能是否正常，都會影響宗氣是否充盛。一個人說話聲音低沉，呼吸微弱，是否容易咳嗽氣喘都與宗氣有關。練太極氣功，強調氣聚丹田，其實所指的位置在兩乳頭中間，稱為膻中穴，而所聚之氣就是宗氣，因此宗氣足的人心肺功能自然較好。

　　既然宗氣是後天之氣，換言之可以靠後天改善，宗氣不單止對人的呼吸、血液循環有影響，甚至對手腳運動能力，筋骨強弱原來都有關係。所以出現手腳麻痺，頸膊僵硬情況更要勤加運動強化心肺功能，才是抗衰老最直接有效的方法。

正確呼吸用腹腔

要讓血氣暢通無阻,要先學運氣,其中最重要是要學懂丹田呼吸法。此法正式名為「腹式呼吸」,能夠增強人體氣場,調節氣機順暢、強化人體免疫功能、平衡人體陰陽狀態。

最近不斷有同輩朋友因高血壓被醫生處方降血壓藥,大家無奈地問,不吃藥可以嗎?

從中醫角度看,高血壓與肝腎功能有關,其中「肝陽上亢」是引致血壓波動原因之一,解決方法亦應由舒肝入手。

這說法很難明?說得淺白一點,就是要注意控制情緒,避免太過亢奮或激動,令血壓大上大落。深呼吸、散步、打太極都是舒肝及調節血壓的好方法。

丹田呼吸如聞花

練習太極,第一步就先學呼吸,不是普通的呼氣、吸氣,要講究「氣沉丹田」,將意念集中在丹田的位置,將空氣深深地吸至腹部脹起,再慢慢呼出。

不要覺得丹田呼吸好玄妙、好抽象,想像你去花市買花,把鼻子挨近一束玫瑰花,用力嗅一嗅,這已做了一次標準的「丹田呼吸」。

丹田呼吸學名叫腹式呼吸,學瑜伽的人也熟悉,正確深呼吸用的也是腹式呼吸。

運用腹式呼吸，吸氣時橫膈膜會收縮，使肚子鼓起，吐氣時橫膈膜上升，腹部往內縮。深呼吸有助身體放鬆，原理在於深度吸入空氣使血液氧含量提高，吐氣時將肺部的廢氣大量排出。如果單單用胸腔呼吸法，吸氣只到達胸腔，吸氣比較短促，吸入的氣也較少。比起胸腔呼吸，腹式呼吸可多吸入約三成空氣。

靜坐提升自癒力

呼吸節奏也視乎個人習慣而定，我練習競走時，教練提醒呼吸暢順與否基於每個人體能有所不同。有人習慣一吸一呼，有人喜歡二吸一呼，用自己最自然的呼吸方式，就是最有效的呼吸。

而靜坐可調養氣息，因為心神保持寧靜，排除一切雜念，有助安定情

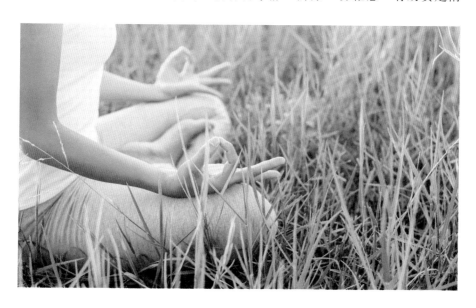

緒，更平靜應對各種問題，減緩憂慮、悲傷、壓抑的情緒。研究還發現，堅持每天靜坐，可使人體各系統健康有序，包括呼吸系統順暢、血壓降低等。

　　台灣也有專門鑽研呼吸的學者，教人利用呼吸法和靜坐，增強注意力，更有效提升身體自癒能力。

４７８ 呼吸睡眠法

　　現代人常見有失眠問題，又或輾轉反側不能完全熟睡。最近有朋友傳授我一套名為「478 的呼吸睡眠法」，嘗試後覺得頗有效。

　　剛開始可先練五分鐘，睡覺前靜靜地坐著或者躺著，拋開雜念，只關注自己的丹田呼吸。

步驟：
1. 大口呼氣，將氣吐盡。
2. 閉上嘴巴，用鼻吸氣，從 1 默數到 4。
3. 停止吸氣，屏住呼吸，從 1 默數到 7。
4. 大口呼氣，從 1 默數到 8。

　　吸氣四秒能吸進更多氧氣，屏氣七秒能讓氧氣更徹底進入血液，吐氣八秒能減緩心跳，讓肺部排出更多二氧化碳。

　　以此為一循環，總共做四次，可以幫助盡快入眠。

　　初練習時呼吸技巧仍未掌握，效果可能不明顯，但多試幾次，呼吸節奏會漸趨平緩，特別是當緊張忙碌的一天結束，晚上思緒雜亂容易失眠，

用這方法可以讓自己安定下來，不知不覺進入夢鄉。

秋梨膏潤肺兼抗衰老

健康飲食講究搭配均衡，不時不食，除了選擇當季最符合時令的食物，還要按照四季吃不同顏色的食物，就能保養相對應的臟腑，也就是所謂的五色入五臟，例如秋天要吃白色的食物，最能潤肺兼護膚。

秋天天氣乾燥，容易皮膚癢、喉嚨乾。中醫理論五臟六腑互為一體，其中皮膚、喉嚨都與肺有關，雪梨可以滋陰潤肺護喉嚨，緩解皮膚癢，更加有「生者清六腑之熱，熟者滋五臟之陰」的講法。雪梨當水果吃可以清熱，緩解因天氣乾燥、熱氣上火引起的咽喉乾、癢、痛，聲音沙啞。用冰糖燉雪梨能夠滋陰潤肺、止咳祛痰以及滋潤護喉。

雪梨配藥材，製秋梨膏

相傳早在唐朝，宮廷就開始製秋梨膏，於秋天雪梨豐收時，用雪梨搭配藥材製成秋梨膏，隨時可沖水飲，護喉又潤膚，古代後宮佳麗都靠此膏保護聲線和皮膚。這傳統智慧到今天仍大派用場，因為秋天天氣乾燥，而且空氣愈來愈汙濁，一到換季，乘坐大眾交通工具或在辦公室，總聽到不絕的咳嗽聲。各種川貝枇杷露、潤喉糖均大行其道。建議大家不妨自製這種秋梨膏，保證效果更理想。

同樣是秋梨膏，搭配的藥材不同，功效也不盡相同，介紹兩種不同的作法。

紅棗秋梨膏

- 材料 -

雪梨	2 個
紅棗	50 克
生薑	50 克
冰糖	10 克
蜂蜜	70 克

- 作法 -

① 紅棗洗淨，去核切絲，生薑連皮切絲。

② 雪梨連皮放在攪拌機內，磨成梨蓉，因為梨皮清心養潤肺、降火生津的作用比梨肉更好，所以記得毋須削皮。

③ 將紅棗絲和薑絲、梨蓉全部放入鍋內；蓋上鍋蓋，用小火煮約 30 分鐘。

④ 將全部材料倒出，用紗布濾渣。將擠壓後的梨渣、紅棗和薑絲扔掉。

⑤ 只留下梨汁在鍋中，繼續用小火煮約一小時至梨漿變得濃稠後關火。

⑥ 梨漿放涼之後，加入蜂蜜拌勻後放入密封罐保存。

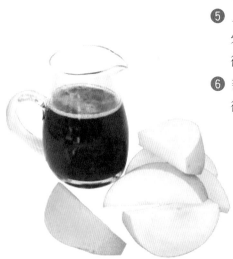

沙參秋梨膏

- 材料 -

雪梨 .... 2 個

天門冬 .... 10 克

乾百合 .... 15 克

冰糖 .... 10 克

北沙參 .... 10 克

蜂蜜 .... 70 克

麥冬 .... 10 克

- 作法 -

➊ 將乾百合、北沙參、麥冬、天門冬，加 500 毫升清水大火煮滾，後轉細火熬煮 30 分鐘。

➋ 待水量減至一半時關火，濾渣留汁備用。

➌ 其他製法同上（步驟 5 至 6）。

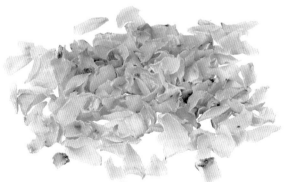

乾百合

第五章　運宗氣　體魄佳

這種滋潤秋梨膏最適合秋冬季節，秋梨養陰清肺熱，紅棗養脾胃兼益氣生津，蜜糖補虛潤肺燥，生薑止嘔，冰糖潤燥生津。

脾胃較為虛弱的朋友，可試加沙參、天門冬、麥冬、百合製作秋梨膏，這些材料都能健脾潤肺，沙參滋陰補氣；天門冬、麥冬滋陰健脾；百合則對滋潤肺部有幫助。

雪梨性涼，不宜進食過多

秋梨膏吃法很簡單，只要將一大匙秋梨膏加半杯溫水攪勻就可以飲用。不過要注意，秋梨膏之所以有降火、潤肺的功能，是因為食材帶涼性。當中以雪梨為首，性味寒及甘，有潤肺、清痰止咳、降火清心功效。

如果進食過多，就會出現口淡（味覺減退）、腹瀉的症狀，這時說明不適宜繼續食用。相反地，當出現口乾等秋燥現象時就最適宜吃雪梨。

有糖尿病的朋友亦要注意，由於秋梨膏含糖量較高就不建議嘗試了。

5.3

氣功＋按穴，化解五十肩

太極氣功十八式這套運動，我持之以恆練習了多年，它能鬆弛從頭到

腳的筋骨，據聞香港某地產集團董事也靠這套十八式，把困擾多年的頸椎問題紓緩了。

我每天上班前在家做十五分鐘，若時間許可，每個招式重複慢慢做六次，為時也不超過半小時。別小看這十數分鐘的運動，這套運動對頭、肩、腰背，特別是肩關節很有幫助。現代人長期做低頭族，肩頸位置長期繃緊，若工作忙的時候，肩痛、背痛感覺更加明顯。

這套運動亦有效紓緩肩周炎，此症經常發生在五十歲以上的朋友身上，所以又叫五十肩。家庭主婦家務操勞，加上女性血管較男士要細，肩膀關節容易變得脆弱，所以女性肩周炎發病比男士多，男女比例差不多是1：3。當然，長時間坐在電腦前工作，肩頸操勞過度，四十歲以下的患者亦大有人在。

按揉肩膀缺盆穴

除了勤練十八式，再介紹一個簡單養生法，按揉肩膀上的「聚寶盆」——缺盆穴。人的身體有十四條經絡，其中走肩部的有六條，這些經脈都經過缺盆穴，其中任何一條經絡出現問題，都會造成肩部不適。

按摩缺盆穴的具體方

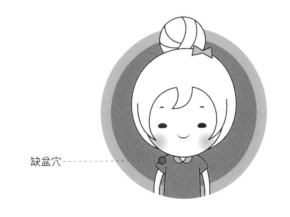

缺盆穴

🔖 缺盆穴

法是，深吸一口氣，這時兩肩的鎖骨處就會形成一個窩，窩的中間就是缺盆穴。用食指和中指的指腹貼在缺盆穴上，慢慢地打圈揉按，先順時針按揉 60 次，再逆時針按揉 60 次。

缺盆穴是五臟六腑的通路，如果此道不通，就算心發出的號令再大，也不能把信號傳輸給五臟六腑。鎖骨窩也正是頸部淋巴結的位置所在，輕輕按摩可助疏通淋巴。

五十肩測試方法

你是否已有五十肩？有一個簡單的測試方法，將左手向後搭在肩膊上，右手反手由腰位向上與左手相合（相反方向亦然），若能十指相握，恭喜你，代表肩膊關節正常。我家中八十歲的媽媽常炫耀自己仍能完美地完成此動作，令不少後生汗顏。若你未能做到，嘗試取長毛巾或皮帶做輔佐，兩手各執毛巾一端向內拉，希望一點一點地改善。

五十肩是慢慢累積的，剛開始時肩膊只小小疼痛痠軟，大多數人沒有多加理會。到了發炎期，肩關節囊開始產生黏連，拉扯到肩膊，肌肉變緊，開始疼痛，手抬不高，也摸不著後背或頭了。到了後期疼痛愈來愈明顯，輕輕按壓也會覺得很痛，夜晚就痛得厲害，嚴重者更有機會出現肌肉萎縮，造成永久性的關節功能障礙。

歸芎粥、松葉酒，滋補關節

五十肩急性發炎期時，肩膊劇烈疼痛，中醫可透過針灸、推拿來緩解痛感，還可配合藥膳，如歸芎粥。平時也可以飲黃耆當歸豬脾湯，補血益

歸芎粥

- 材料 -

當歸頭 ....20 克

川芎 ....10 克

米 ....100 克

- 作法 -

1. 先將當歸頭和川芎用慢火煮半個小時。
2. 濾渣留水加入米，煮成粥即可。

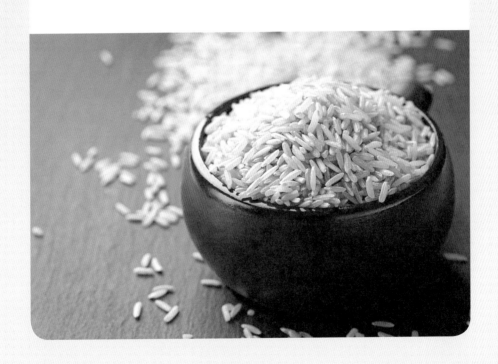

黃耆當歸豬脾湯

- 材料 -

黃耆 ....30 克

當歸 ....20 克

豬脾 ....一條

- 作法 -

1. 豬脾過水，切塊。
2. 加六碗水大火煮滾。
3. 小火再煮一個小時。飲湯時記得把豬脾也吃掉。

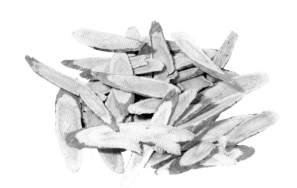

黃耆

腎滋補關節。

　　平時放鬆肩膊可以做鐘擺運動，雙腳一前一後，與患肩同邊的腳放在後，彎腰將疼痛的手臂自然垂下，身體向前後晃動，再進一步手上可以拿個水瓶，利用水瓶的重力，以肩膀為圓心，手臂向前後、左右及繞圈子，像鐘擺一樣擺動，各 30 次。這個運動可以放鬆肩關節。

　　古書記載，松葉浸酒，可驅風止關節痛。對於手舉不過頭（如五十肩）、腰硬腰痛、兩腳痠痛都有幫助。將松針一兩用石舂搗爛，加米酒泡三周，最好從冬至日開始每天飲一小杯，可以使筋骨鬆軟、祛除體內風濕，關節較不易退化。又由於松葉酒有助促進新陳代謝，對習慣熬夜的現代人來說，是非常有助益的調理藥酒。

風濕手麻痺，勤練手指操

　　手腳冰冷代表血氣不足，如果時常出現手麻痺又代表身體出現什麼毛病？中醫有所謂痺症，「風寒濕熱邪氣合而為──稱為痺」。勸大家少做低頭族、少按手機似乎有點脫離現實，唯有教大家一些隨時隨地都可以做的手指操，盡量紓緩痺症，避免惡化成痛症。

　　常年在冷氣間，天氣潮濕要開冷氣除濕，天熱更加要開冷氣，怕噪音怕大塵亦要開冷氣，換言之，家中冷氣幾乎全年無休。因此不用等到七老八十，不少人年紀輕輕已經有風濕。

松節油、桑寄生，強筋骨

風寒濕熱容易引起痺症。若長時間手麻痺，甚至連東西也拿不穩，那可能是神經受到刺激或過分擠壓而引起，特別是我們現在經常張大虎口拿手機，或對著電腦工作，由頸椎到手腕，長時間以同一姿勢做同一動作，最後可能引起腕隧道症候群。

中藥有專門祛風濕強筋骨的藥，例如含有松節成分的松節油，既能祛風濕又能益肝腎強筋骨的桑寄生。

一起來做手指操

現在教那些低頭族、常按手機的人，做一些隨時隨地都可以進行的手指操，盡量避免痛症過早出現。

1. 對擊十宣穴

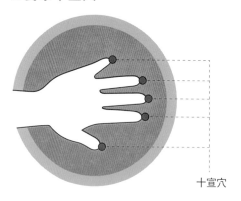

十宣穴

🖐 兩手指尖端名為十宣穴

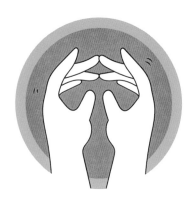

🖐 開時兩手指尖互相叩打，
　　助降壓止暈

手指位於人體末端，遠離心臟，所以冬天最容易手腳冰涼，而兩手十指之尖端叫「十宣」穴，常常刺激指端可以促進手指的血液流通。對擊十宣穴時，雙手手心相對，手指微微彎曲，兩手指尖互相叩打 30 次。早晚持續叩打，可以降低血壓、預防頭暈。

2. 叩打八邪穴

第二個動作是刺激八邪穴，八邪穴在手指背側，手指指縫中，左右共八個穴位。打八邪就是十指張開，雙手互相插入、扣擊，這只算是打六邪。要再加上之後虎口互擊的動作，就是一套完整的打八邪動作了。叩打八邪穴對眼部不適、頭痛、頸緊膊痛、喉嚨痛、牙痛都有幫助。

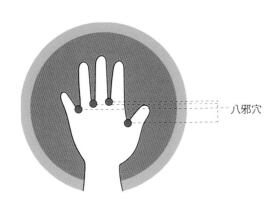

八邪穴

🔘 兩手指縫隙為八邪穴

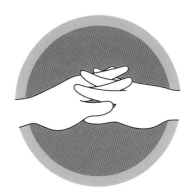

🔘 雙手輕力互相扣擊
可紓緩痛症

3. 撞擊虎口

　　第三個動作刺激合谷穴頭部、臉部如果感到疼痛，合谷都有紓痛作用，對牙痛、暈車也有明顯療效。

　　舉起四指朝外，拇指向下，用拇指的指骨敲打另一隻手的合谷穴，雙手互相撞擊。

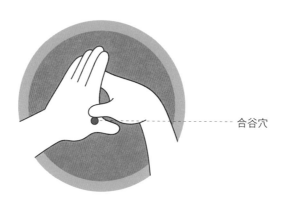

　　　　　　　　　　　　　　　　　　　━━━━━ 合谷穴

合谷穴同樣助減輕痛症

4. 對擊大魚際

　　我們手掌兩邊有兩塊隆起的肌肉，與大拇指相連的肌肉最高點是大魚際，尾指一端的是小魚際。

　　大魚際穴在肺經上，與呼吸器官關係密切，雙手的大魚際相互對打，動作好似鼓掌一樣，對防治感冒很有幫助，而且可以緩解喉嚨痛、鼻塞、咳嗽等感冒症狀。

5. 劈打小魚際

小魚際穴是相應小腸經過的地方，也是管理手臂的經絡。

所以若感到手臂痠痛、手麻痺，空閒時多敲打，以舒筋活絡，保證小腸經的經絡暢通。通暢的話，肩膀不會疼痛之餘，手臂也會一直很靈活。

不少白領經常坐在辦公室裡，不常活動，很容易感到肩痠疼背痛、頸肩麻木，嚴重者甚至會得頸椎病，我們當然不需要去劈沙包，可以用雙手的小魚際互相劈打。

抬起手，手心向自己，雙手呈十字型，讓雙手小魚際互相劈打即可。

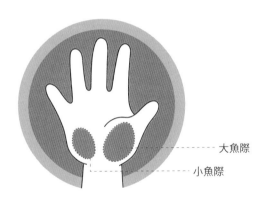

大魚際

小魚際

 **合谷穴同樣助減輕痛症**

十分鐘眼部保健操

　　每到暑假開學季節之前，都會見到店面擠滿為小朋友配眼鏡的家長。很多學生自小已經有近視眼。其實我們可以每天花十分鐘，為眼部做做運動。每天早上花十分鐘做眼部保健操，這套保健操有四節，每節八個八拍。仔細了解眼部保健操，其實是一種眼部按摩，用十分鐘按摩眼部穴位，紓緩眼睛疲勞，放鬆眼部肌肉，預防近視。

四節眼部操

第一節　揉天應穴

天應穴位置：眉頭與內眼角之間的眶角處，眉骨轉彎處的內側。
按摩方法：用雙手大拇指輕輕揉按天應穴。

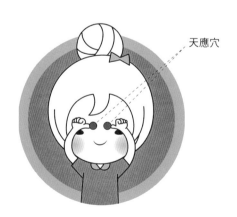

天應穴

養出好血氣，做享瘦美人

第二節　擠按睛明穴

睛明穴位置：睛明穴在內眼角和鼻梁之間。

按摩方法：用一隻手的大拇指輕輕揉按睛明穴先向下按，然後又向上擠壓。

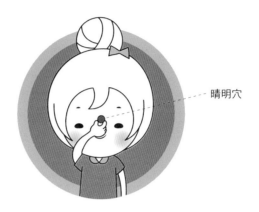

晴明穴

第三節　揉四白穴

四白穴位置：將兩手食指與中指併起，放在鼻翼兩側，食指尖所按臉頰中央部位置就是四白穴。

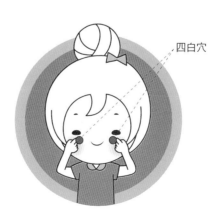

四白穴

按摩方法：用食指揉按四白穴，兩手大拇指支撐在下巴位置，其餘手指收攏，打圈旋轉按揉。

第四節　按太陽穴，輪刮眼眶

太陽穴位置：外眼角對外約一吋凹陷位置。

按摩方法：用大拇指按壓太陽穴，彎曲食指用第二指節內側的平面，輕輕刮眼眶一圈，先從上眼眶開始，眉心向眉尾，再從下眼眶內側向外側。可以按摩到眼眶周圍的攢竹、魚腰、絲竹空、瞳子髎、承泣穴位。

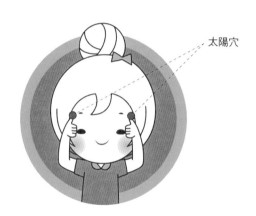

太陽穴

按眼穴，除斑抗皺

　　按摩眼部穴位其實不只適合讀書的小朋友，各位女性更加應該多做。因按摩眼部穴位有除斑、抗皺紋的功效，抹面霜眼霜時以正確手法按摩，事半功倍。

每天抹眼霜的時候，不妨嘗試順著這個方向按摩：

下眼眶（承泣穴）→眼尾（太陽穴）→眉骨中央（魚腰穴）→眉頭（攢竹穴）→眼頭（睛明穴），打圈按摩一次之後，再用食指以畫圈方式輕揉按摩各個穴位五秒，直至感到微微發熱。

要注意眼部肌膚很敏感，手法要輕柔，不要用力搓皮膚，以免產生細紋。

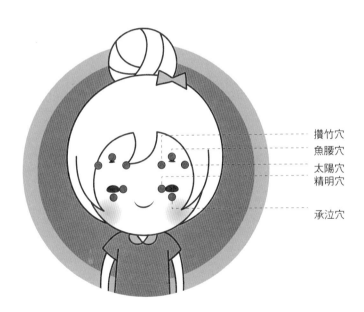

攢竹穴
魚腰穴
太陽穴
精明穴
承泣穴

🍵 眼周各個穴位各有用處，
可以按照自己的需要單獨按摩

加速血液循環——承泣穴

　　承泣穴位於眼珠的正下方，用手觸摸下眼眶骨，正中間凹陷的地方，加小小力按壓，有痠脹的感覺就是承泣穴。現代人經常要對著電腦，加上熬夜休息不足，黑色素容易積聚在眼周，經常揉按承泣穴，可令眼部的氣血變得旺盛，供應眼睛足夠的血液，擊退黑眼圈。

消除眼袋眼紋——太陽穴

　　太陽穴位於眉尾往後約一吋處，精神緊張的時候太陽穴也會暗暗發痛。按摩可緩解眼睛疲勞、偏頭痛和頭痛等症狀，達到提神、明目、醒腦的效果。肌膚的代謝能力減慢，眼周肌膚開始鬆弛，就會產生眼袋眼紋，刺激太陽穴可以促進肌膚加快新陳代謝，讓眼袋眼紋自行消失。

去眼腫——魚腰穴

　　魚腰穴位於眉毛中點，可消除眼部水腫、黑眼圈。夜晚喝水太多，睡眠不足或者睡得不好，眼部容易浮腫。按摩魚腰穴，加速眼部排毒排水能力，金魚眼盡快消腫。

明亮雙目——攢竹穴

　　攢竹穴位於眉毛起點，即眉頭的內側凹陷處，時常按壓可消除眼睛疲勞、改善眼睛充血、血絲並能使眼睛更明亮有神。

消除黑眼圈——睛明穴

經常打電腦，看電視很容易感覺眼部乾澀，用拇指和食指捏住鼻骨上方，按摩睛明穴兩分鐘，馬上可以感覺到疲憊的雙眼得到放鬆，這個動作可以幫眼部減壓之外，還可減輕黑眼圈及提神醒腦、預防頭痛。

女性們最容易洩露年齡祕密的地方，是雙眼附近的皺紋，每日十分鐘按摩眼部，可能是令你延緩衰老十年的祕訣。

水晶耳穴貼減食慾

女孩子畢生事業是減肥，為了美，寧願餓著肚子也不敢盡情吃，所以如果我告訴大家，不用節食運動又可以減得有效，減得有型，你一定想知

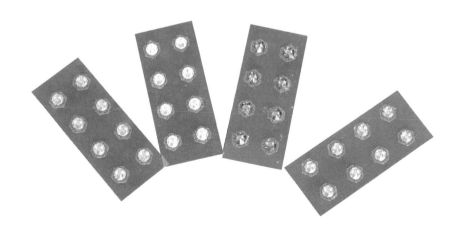

道是什麼方法。

　　朋友送了我一盒施華洛世奇水晶做的耳穴貼，這個又潮又有型又健康的產品值得向大家推薦。

　　耳穴治病是很古老的醫術，早在公元六世紀的醫書已有記載。耳穴分布就好似一個準備出世的嬰兒，頭部向下，身體蜷縮成一團。例如：耳垂位置對應的就是頭部、臉部的器官，而耳朵裡面彎型的軟骨則對應脊椎。「耳者宗脈之所聚也。」

　　耳朵是全身經絡分布得最密的地方，十二經絡都會經過耳朵，如果身體有不舒服的地方，都可以從耳朵上表現出來。

耳穴療法，紓痛良方

　　傳統的針灸按照經絡運行之道，在運行路線上不同穴位下針來刺激血氣流通，調節身體功能。而耳穴就只是在耳朵上，範圍比較小，只要找對穴位，什麼臟腑對應什麼穴位，像手痛就找手的穴位，再加幾個鞏固的配穴就可以。

　　雖然手法簡單，但對於一些小問題，例如簡單的頭痛、腰背痛，耳穴療法很有效。對於失眠這些長期問題，就可以用貼耳穴的方法，每天持續自行按壓，刺激穴位。而一些疑難雜症就需要配合傳統針灸一同進行。

　　人體常用的穴位有三百多個，針灸治療在中國流傳了幾千年，不但中國人相信，連外國人也讚歎這神乎其技的治療方法，外國人不一定能接受喝一碗又黑又苦的中藥，但針灸治療師在美加一帶卻大行其道。

　　一支小小的針就能把各種痛症紓緩。除了人，動物也可以下針，不少

養出好血氣，做享瘦美人

獸醫診所也用針灸來幫助治療。

每天自行按壓耳穴貼

除了治病，近年不少女性用針灸來減肥。但沒試過針灸的人總是很難踏出第一步，怕痛怕被刺傷？真的怕針的朋友，也可以用耳穴貼代替，理論相同。

取出一塊傳統耳穴貼，可以見到有一粒細圓珠貼在膠布上，這粒小黑珠是王不留行籽，一種植物成熟種子曬乾而成，有活血、暢通經絡功效。

將貼布貼到耳朵的相應穴位後，早晚兩次用手來捏壓，會有痠麻的感覺，以此達到刺激穴位目的。不過傳統耳穴貼一般都是褐黃色的膠布，貼在耳朵上不甚美觀，按壓穴位時更是非常疼痛。

最近朋友送給我與眾不同的耳穴貼，換成了透明的膠布，上面還貼著閃亮的水晶，初見還以為是新潮耳飾。耳穴的底部也用了嶄新技術。

由天然水晶和 24K 純金組成，可以產生微弱電能、遠紅外線隨時輕柔刺激穴位，又不會有疼痛的感覺，因為這種耳穴貼不需要準確找到穴位才能發揮功效，因此更適合自己在家使用。

無論是貼水晶或王不留行籽耳穴貼，貼之前要先將耳朵上的汙垢擦掉，將耳穴貼貼在對應的反射區上，用手按壓耳豆感覺到有痠軟的感覺，這就是貼對位置了，再用手輕輕捏 20 下，直至有發熱的感覺。

記得飯後和睡覺前要自行按三至五分鐘，可先按左耳再按右耳，建議不要兩隻手同時按，很難控制手上的力度。

耳穴療法減肥的效果很好。耳穴圖中將耳朵分成了很多個小區域，每

個小方塊都對應不同臟腑。

如果想要減肥一般會取脾、飢點及神門這幾個穴位；而治療失眠則在神門、肝、腦點這三個穴位重點刺激。醫師會再根據個別情況加配幾個穴位，貼上耳穴貼之後，接觸皮膚的膠貼可以維持一星期，只須每天定時用手按壓膠貼，刺激穴位就可以。

無論你是否使用耳穴貼，平日也可用手指按摩耳朵，食指和拇指直接揉捏穴位五至十分鐘，直至有熱脹感。

最簡單可以按摩耳垂，頭臉的穴位分布在耳垂，每天用食指和拇指的指腹捏住耳垂，一邊揉搓一邊輕輕向下拉 20 次至 30 次，直至皮膚感覺到發紅發熱，不要小看這個按耳朵動作，有預防掉頭髮及美容的作用。

減肥穴位

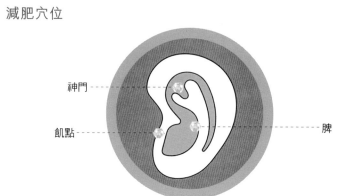

失眠穴位

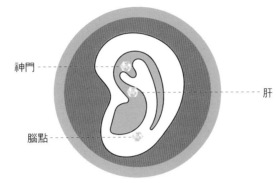

神門

肝

腦點

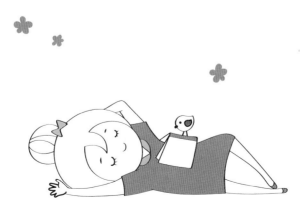

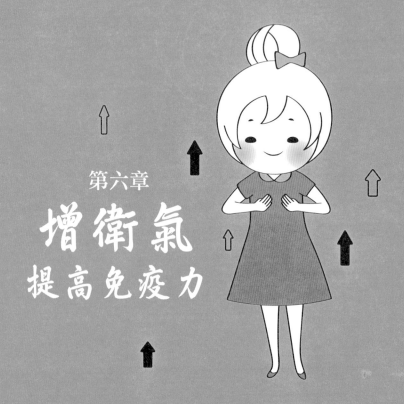

第六章

增衛氣
提高免疫力

近年愈來愈多新型的傳染病及病毒出現，令醫護界大為頭痛。由非典型肺炎SARS到近日的茲卡病毒，西方醫學統稱為病毒，中醫稱之為外邪。中醫認為人的體表有一種氣稱為衛氣，能保護人體避受外邪入侵。

衛氣作用包括保護肌表（皮膚表層）使人不易受感染引致傷風感冒，又可以幫助調節汗液排泄，衛氣不足的人容易出汗，時常大汗淋漓。若衛氣平衡時，身體免疫力較強，因此抵抗疾病的能力自然較強，即使感染了疾病，自癒能力也會較高，復原得較快。

中醫五臟學說中有所謂「肺司呼吸，主皮毛」，意思指肺除了與呼吸系統有關外，表層是否潤澤也與肺有關，「潤肺能潤膚」道理就在此。

既補又清的紅薏仁

對濕熱體質的人來說，夏天可以用生熟薏仁煮湯、泡水，薏仁具有消水腫作用，有助於把身體多餘的水分排出來，冬天就可以改吃紅薏仁。根據中醫理論，生薏仁可以清熱利濕，熟薏仁可以健脾止瀉。

現代人健康飲食意識提高了，吃米知道糙米比白米好，平常我們用來健脾祛濕的薏仁，原來也有分白薏仁及糙薏仁。

一般常用的白薏仁，指的是薏仁除去外殼與麩皮，而糙薏仁則只除去外殼、依然保留深咖啡色的麩皮，顏色微微帶褐紅色所以又叫紅薏仁。

紅薏仁的營養價值一般比白薏仁高，因為紅薏仁未經過精化、屬於全穀類，保留了大部分的維生素 B 和纖維質，膳食纖維含量高達 11％至 17％，而精製過後的白薏米，膳食纖維含量僅剩 1％至 6％。

薏仁效用多，調節免疫力

當我們身處氣候潮濕，而夏天天氣炎熱的環境中，大家都喜歡冷飲，故濕熱會慢慢積聚在身體，形成濕熱體質。

儘管進入秋冬，濕熱症狀還是會作怪，加上冬天食物較油膩，多吃肥甘厚膩的食物同樣會生濕，更可能造成水腫。

早上起床發現自己臉浮腫、眼皮重重睜不開，舌苔又黃又厚，這些症狀都是濕熱體質的表現。

從營養學觀點來看，薏仁蛋白質豐富；從養生效用來看，薏仁具美白、

抗氧化、消除自由基、改善過敏體質、幫助調節免疫功能，還可以改善代謝症候群、調節血糖及血脂。其降膽固醇和三酸甘油酯的效果，甚至比燕麥還好。

　　無論買白薏仁還是紅薏仁，都要挑選顆粒堅實完整、大小整齊、外表有光澤的，仔細看看沒有發霉、泥沙、小蟲等異物。最好可以拿上手聞一聞，如果是品質好的薏仁，聞起來會有一股清香，有發霉的氣味就千萬不要選了。

　　相比起小麥和米，薏仁較易生蟲，如果放在潮濕環境，約三個月就會開始生蟲。建議用玻璃瓶擺放，如果看到有些黃色的粉末在瓶底時就要注意了，認真查看薏仁是否已經開始長蟲，及時將生蟲的薏仁挑走，再曬乾密封保存。

　　薏仁長蟲一般都是藏在薏仁裡面，很難挑出來，所以薏仁買回家後最好放在冰箱，而且不要一次買太多，買回家後盡快食用。

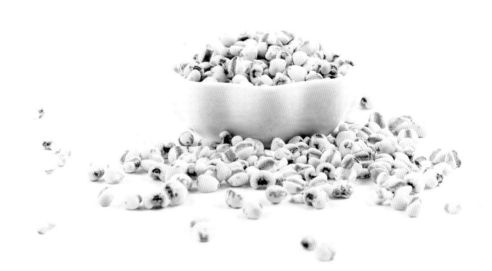

煮紅薏仁的訣竅

紅薏仁保留了麩皮，比白薏仁難變軟，所以煮之前要用水浸泡四至五小時，讓紅薏仁充分吸收水分，如果想縮短時間可改用溫水浸泡。

想知道是否已經泡好，可以用指甲捏搓紅薏仁，如果可搓破中間的籽粒中心，就表示浸泡完成，之後再與其他米類一起煮就很容易熟了。還有個小祕訣，無論是薏仁或者紅薏仁，煮滾之後不要馬上掀開蓋，熄火後燜五至十分鐘再食用，薏仁會變得柔軟有彈性。

想煮軟硬適中的紅薏仁飯，最簡單的方法是將已浸泡的紅薏仁，加米照平時的方法煮即可。如果沒有時間提前浸泡，可以將紅薏仁洗淨後，一杯紅薏仁加兩杯水先用電鍋煮一次，然後再加入一杯洗好的米，加兩杯水再煮第二次就可以煮出軟硬適中的紅薏仁飯。

有些人不喜歡紅薏仁太硬，用白薏仁泡水不少女性又擔心寒涼，建議將生熟薏仁再加山藥、黃耆及白朮煮水。胃寒的女性以此方搭配，健脾補氣又祛濕，更有美白效果，是我大力推薦的祛濕健美飲品。

苦蕎麥降三高

最近朋友相約在尖沙嘴一間川菜館吃飯，食物不算很出色，但那一壺茶卻贏回不少分數。那茶有很濃的豆香，像我們小時候吃的米香，問服務生，原來是四川人很喜歡喝的苦蕎茶。《本草綱目》已有記載，苦蕎能「益

氣力、續精神、利耳目」。現代研究發現，這種五穀含極豐富蛋白質，而且能清熱降火、降三高。

四川在中國西南邊，周圍有很多山區，大部分的農作物都不能生長，唯獨蕎麥特別適應那高寒氣候。帶有小小苦甘味的苦蕎麥，尤其受四川人所喜愛，早在兩千幾年前就已開始成為當地居民的主食之一。

想身形成苗條，轉換吃蕎麥麵

蕎麥是五穀之一，五穀是指稻、黍、稷、麥、菽，分別是到代表稻米、玉米（即廣東人說的粟米）、小米、大麥及蕎麥，還有各種豆類，包括紅豆、綠豆、黃豆。

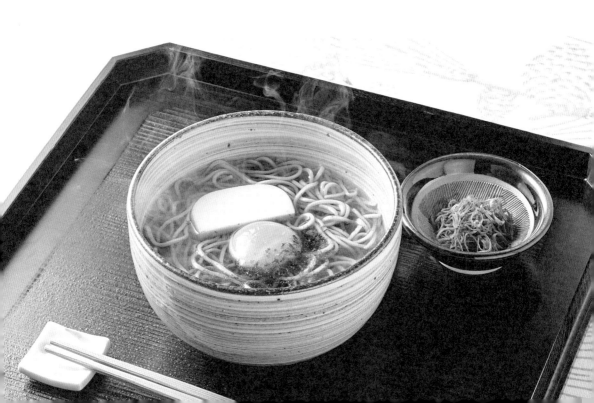

蕎麥可分為「甜蕎」和「苦蕎」。「甜蕎」就是我們平時見到的蕎麥，台灣、日本都有種植。從前大家只會將蕎麥煮熟直接吃，但是很堅硬不容易消化，只能勉強果腹，近年會用蕎麥製成麵粉，顏色比小麥麵粉要深，法國人會用蕎麥麵粉做黑麵包，日本、韓國人則製成麵條，口感彈牙。

蕎麥麵熱量比拉麵和義大利麵都要低很多，但蛋白質豐富，想要苗條身形的朋友記得改吃蕎麥麵。日本人製冷麵最喜歡用蕎麥麵，放小小蔥花然後拌日本醬油。

蕎麥小米粥做早餐

蕎麥亦含豐富的礦物質、維生素 B 和抗氧化的植化素，有降血脂和血清膽固醇的作用，對心血管很有益，還可預防高血壓和心臟病。

《本草綱目》已有記載苦蕎能「益氣力、續精神、利耳目」。現代

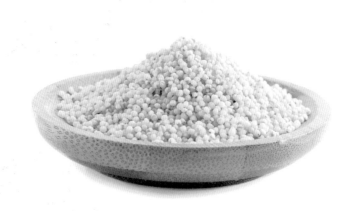

研究發現，這種五穀含極豐富蛋白質，而且能清熱降火、降三高。冬天的日子，不妨為自己製作一碗蕎麥小米粥做早餐，足以令你過充滿能量的一天。

作法很簡單，兩份蕎麥配一份小米。蕎麥必須提前一晚浸軟，然後看你喜歡粥的稠度來決定水的分量，煮的過程要不時攪拌，大火滾起後，用小火煮四十五分鐘左右就可以。

紓鬱玫瑰蕎麥茶

最近亦流行用苦蕎麥泡茶，名字雖然叫苦蕎茶但味道卻不苦，只能算是甘味，說是茶也不對，因為沒有茶葉，只是將苦蕎麥炒香後泡茶，道理有點像我介紹過的黑豆茶。

蕎麥與穀芽、麥芽同樣具有消食化積作用，所以飯後一杯能去油解脂。取一勺苦蕎麥放到杯中，用滾水沖泡，喝茶之餘，還可以將泡過的苦蕎麥吃掉。教大家自製一款玫瑰花蕎麥茶，可消滯及紓緩情緒緊張。

蕎麥的黃金時代

近來有台灣的農場培育了新品種的苦蕎麥，名字很好聽叫「黃金蕎麥」，這種苦蕎麥經過改良之後可以直接泡茶，還可以製成蕎麥麵、蕎麥餅乾、蕎麥醬，可以多多嘗試。

提到蕎麥不得不在此介紹一本好書，由日本作家栗良平及竹本幸之佑所著的《一碗清湯蕎麥麵》，這本在 2005 年出版的書，過去十年讓不

玫瑰花蕎麥茶

- 材料 -

蕎麥 ....9 克
玫瑰花......6 至 8 朵
蜂蜜 ....少許

- 作法 -

① 放 250 毫升的水，用大火先把蕎麥滾十分鐘。

② 再加入玫瑰花泡五分鐘。

③ 若想味道更可口，待稍涼後加入蜂蜜調味。

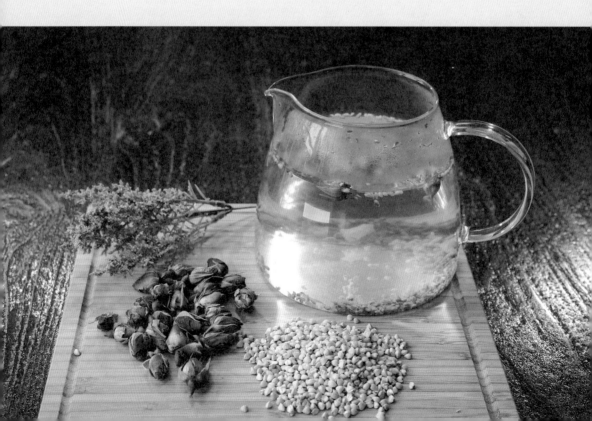

少日本人流下不止一公升的眼淚，坊間早已有中文譯本。這是一本令人感動與感受到溫暖的好書，在物資豐富但人與人之間關係疏離甚至撕裂的現代，這本書讓我們學習到愛和尊重。

鹽麴無鹽煮食法

　　日本及台灣女性近年愛上鹽麴，據說有抗衰老及美容功效，研究一下發現也不無道理，因為經發酵過程後含豐富乳酸菌，乳酸菌能促進腸道蠕動，自然有助身體排毒。除了女性，有高血壓的朋友，關注健康飲食的人，都可試試改用鹽麴做調味料，代替平時用的食鹽。

　　鹽麴和鹽的不同之處在於，鹽麴的鹹度較低、味道也較溫潤醇厚，用少量的鹽麴調味，就可以有豐富的口感，醃食物時不需額外添加鹽，減少鈉的攝入。

鹽麴甘鮮，最健康調味料

　　鹽麴是一種古老的日本調味料，已經有幾百年的歷史。近幾年變得特別熱門，日本主婦們都會用鹽麴醃製食物，或者代替鹽來烹調，有一種特別的甘甜味道。

　　什麼是鹽麴，是將米、糯米、大麥與小麥磨成粉末，慢慢發酵成米麴，再將米麴與鹽和水混合，經過一段時間自然發酵，變成一種樣子似白

粥的醬料。因為經過發酵，當中產生了分解酵素，可以分解蛋白質，讓肉類的肉質變軟，這個過程中也會釋出一些胺基酸，使得食物增加額外的鮮味，食物味道更加豐富，還有一股特別的回甘之味。發酵過程亦令鹽麴含豐富乳酸菌，乳酸菌能促進腸道蠕動，自然有助身體排毒。

在一些販售日本商品的超市，很容易可以看到鹽麴，有袋裝的也有玻璃瓶裝，從外表看不出特別，反而像平時吃的白粥，還可以見到一粒粒的米粒。

買了鹽麴之後，醃厚豬排比以前方便多了，不用以刀背慢慢拍豬排，只要將一湯匙鹽麴塗勻豬排，直接用手按摩，放冰箱醃過夜，第二日取出放於室溫一段時間後，用平底鍋煎香，因為鹽麴已有鹹味，所以煎的過程中不需要再加其他調味料。

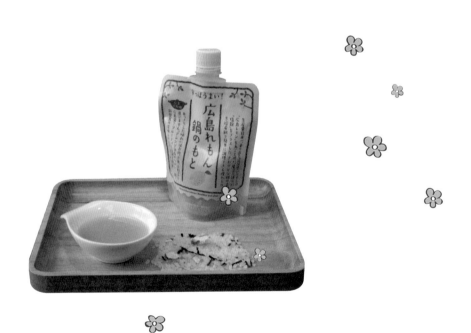

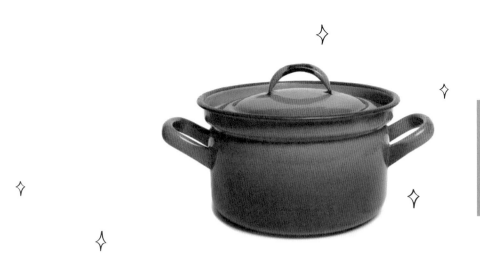

當鹽麴遇上鐵鑄鍋

　　近日我發現，鹽麴配上鑄鐵鍋煮食，簡直是一絕。近年流行鑄鐵鍋，我亦不慎中「鍋」毒，用鑄鐵鍋弄了一次無水蒸魚後，我就知此路不回，因為對於我這種甚少吃煎炸食物的人，蒸是最原汁原味最自然的烹調方法。

　　教大家做一種很簡單的無水鹽麴花椰菜，放一湯匙鹽麴與花椰菜一起用鑄鐵鍋蒸，你完全品嚐到在清新的菜鮮味中，有淡淡的米酒香，即使是清水煮青菜口感也變得很有層次。發現鹽麴配鑄鐵鍋合拍後，去日本outlet血拼，也揹走了一套新鍋上機，真是瘋狂。

　　日本有鹽麴，中國也有紅麴。紅麴也是用米來發酵，得到鮮紅色的酵母，可以用來做調味料，也讓食物帶上美麗的紅色。最容易找到紅麴的地方就是素食店，用來做紅麴米飯，遠望顏色好紅，很特別。

　　紅麴米也可以磨成漿，蒸腸粉，夠健康又特別。中國傳統認為紅麴可以促進血液循環，而美國的研究進一步發現，紅麴中的紅色酵母可以降低血液中的膽固醇，保護心血管的健康。

銀魚乾、櫻花蝦，改善骨質疏鬆

從最新的營養調查發現，超過 90% 的成年市民從膳食中攝入鈣的分量，低於推薦攝入量，也就是說，大部分的人缺鈣，患骨質疏鬆症的風險會大增。補鈣我有些小祕訣，就是在煮粥或膳食中，搭配小銀魚乾、櫻花蝦一起吃。

五、六十年代的社會，家長只知道吃魚肝油補鈣，那時候吃鈣片並不流行，時代進步，現在補充鈣質的方法愈來愈多。

提起魚肝油我就有童年陰影，方形玻璃瓶內放著濕稠的白色漿汁，既像白膠又像乳膠漆，小時候在家裡，媽媽一倒魚肝油出來，老遠我已聞到那股刺鼻的怪味，拚命躲起來，媽媽總是半罵半哄出盡九牛二虎之力，強行把放滿魚肝油的湯匙塞進我抿著的嘴巴，這幕情景同朋友分享時，大家竟然都有此童年驚悚回憶。

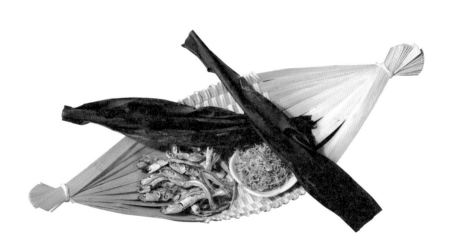

養出好血氣，做享瘦美人

豆漿，補鈣更補荷爾蒙

現在補充鈣質的方法多的是，但如何選擇？啃鈣片？多喝豬骨湯？喝牛奶，喝豆漿，到底哪樣好？眾說紛紜。

當然，牛奶是最好的鈣質來源，一杯240毫升的牛奶就含有270毫克的鈣，每天喝2至3杯的牛奶，就能滿足一天鈣質所需，牛奶中還有適量的維生素D、鎂質與磷質，幫助鈣質的吸收。

但有很多朋友像我一樣，有乳糖不耐症，喝了牛奶總是胃脹欲吐，所以我只能以豆漿代替。但豆漿喝多了，女性們又擔心會有過多激素，引起各種婦科病。

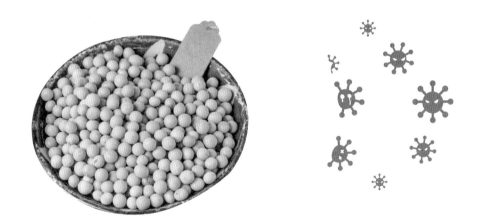

豆漿的確含有植物性雌激素，但除非每天飲用量極多，才可能有影響，反之更年期女性最需要透過這些植物性雌激素，以補充身體失去的荷爾蒙。此外，豆漿含豐富異黃酮、卵磷脂，對人體十分有益。

菜餚加魚蝦乾，養脾增鈣

對補鈣我還有些小祕訣，煮豬骨湯加少許醋或檸檬汁，可以幫助豬骨內骨髓的鈣質溶到湯裡，整鍋湯口感更黏稠更有益。

另外，多吃有骨的魚，特別是平時不起眼的小銀魚乾，加在我早餐愛吃的番薯十穀粥中，補養脾胃又增膳食纖維，不但口感豐富很多，慢慢咀嚼更有甘香味道，還可以補充鈣質。

買小銀魚乾要挑選生曬的，既不加鹽也不加糖膠、芝麻等調味料，以保原汁原味。

除了小銀魚乾，曬乾的櫻花蝦的鈣含量更高，可和很多菜餚搭配，例如櫛瓜櫻花蝦煮冬粉、櫻花蝦炒飯、櫻花蝦紫菜湯等等，放一小撮就可帶出整道菜的鮮味。用法與干貝絲很相似，價錢就相對便宜得多，既補充鈣質又可以提升鮮味，一舉兩得。

海魚也含有大量鈣質，例如鮭魚、沙丁魚，但它們的鈣質多儲存在魚骨中，要連骨食用才有效，所以提議大家要選擇帶骨的魚類罐頭。

去日本旅行我愛買櫻花蝦及小銀魚外，昆布及鰹魚粉也在必買清單內。昆布鰹魚湯是做日本料理鍋物的靈魂，也是火鍋最基本的湯底，昆布、海帶、紫菜均含豐富鈣及碘。

陽光維生素，助吸鈣質

光是吃鈣也不能補到骨頭裡，還要有一個助手的幫忙——維生素 D，才能被小腸吸收，經由血液運送到骨頭。

在太陽光的照射下，我們的皮膚會自己合成維生素 D，所以維生素 D 也叫陽光維生素，它可以幫助人體吸收鈣質。堅持一周三次，每次曬 10 至 15 分鐘，就能獲得所需要的維生素 D。

我們骨頭中的含鈣量在 30 歲時達到最高值，40 歲之後會開始明顯流失，特別是各位女性，因為荷爾蒙減少的緣故，骨鈣流失的速度比男性要快很多。

所以，年輕的你就要開始多吸收陽光、做運動，否則到中年以後才補救，可能事倍功半了。

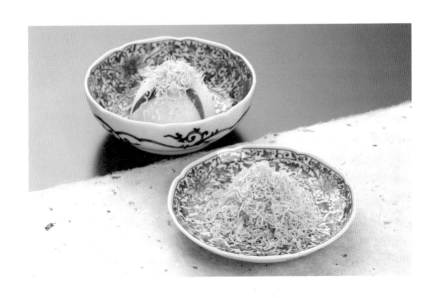

天使水果——人參果、青棗

　　人參果外形像金黃色的小梨，最特別是果皮有一條條咖啡色直紋，果皮很薄，用嘴就可以輕輕撕開。人參果屬於茄科，含豐富蛋白質，近年研究發現人參果對提升人體免疫力及防癌有明顯作用。

　　記得小時候家裡天台種有人參果樹，未熟是青綠色，熟後變成褐色，媽媽會摘下曬乾，之後剁開來就見到褐黃色的果肉，很黏膠質很重，所以那時候很不愛吃，但媽媽因聽說人參果樹對奶奶的心臟及糖尿病有幫助，所以自家種了一株。

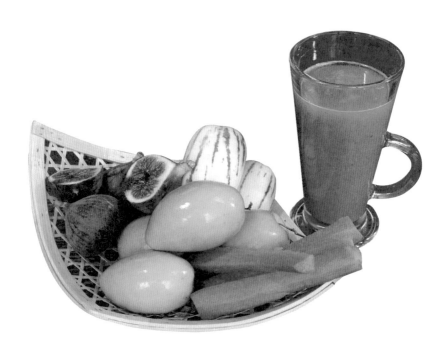

人參果、青棗，提升免疫力

近年街市也出現了人參果，但外形與兒時記憶的很不一樣，後來才知道家裡種的叫人心果，與現在賣的人參果無論寫法、品種與口感都不一樣。

人參果味道清甜多汁，味道有點像哈密瓜，我早上用慢磨蔬果機，將人參果兩個、無花果三粒、紅蘿蔔半條加 500 毫升水打成果汁，味道清甜，顏色悅目，替我展開清新的一天。

除了人參果，也介紹另一種天使般的水果——青棗。醫書有云「日食三棗一生不老」。

我曾接觸過一位女中醫，行年八十，但無論皮膚、身形與一個六十歲的女性無異，她的養生祕訣就是每天吃三顆紅棗。

我對紅棗接受能力不算很高，只限於用它煮糖水、煮湯、煮茶，把紅棗當零食嫌太甜太膩，但青棗作水果我卻很喜歡，青棗有極豐富維生素C，是蘋果的二十倍，好厲害！而且有護肝功能，肝藏血。

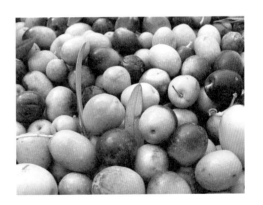

女性肝臟護理得好，月經就會暢順，我除了將青棗當作水果，也嘗試煲湯，用青棗、青橄欖及豬肺同煮豬腱，有化痰潤肺作用。

番石榴降血糖

番石榴又稱「芭樂」，果肉有白色或胭脂紅色。連皮都可以食用，又因為果皮有淡淡的粉紅色，好似塗上一層胭脂，故而又稱「胭脂紅」。番石榴含豐富的維生素 C，比奇異果高，比橙高兩倍，更比富士蘋果高三十倍，其含量可說是眾水果中最高。

在中醫學角度，番石榴有止瀉、止癢效果，有青春痘、粉刺、慢性腸炎困擾者，宜多吃。番石榴為什麼有止瀉功效？主要是因番石榴含有的鹼性澀味，能制止胃酸發酵，具有止瀉效果。

《本草綱目》記載，番石榴葉也有藥效，可治療各種肚子疼痛、脹氣或是痢疾等疾病，早年鄉下民眾肚子痛，都咀嚼番石榴葉止痛。

番石榴的嫩葉甚至可做菜。在醫療不發達的年代，番石榴是治療急性腸胃炎很好的藥品，家中若有小孩腸胃炎時，會到果園摘番石榴葉煮茶喝，或是將番石榴切片炒乾，再拿來泡茶喝，也有同樣的效果。

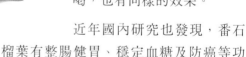

近年國內研究也發現，番石榴葉有整腸健胃、穩定血糖及防癌等功效。台灣出了不少番石榴茶，成分就是番石榴葉，不少糖尿病人飲用以幫助降血糖。

蔓越莓防治尿道炎

女孩子受尿道炎困擾，不易根治，總會反復發作。要能預防尿道炎，推薦大家多吃蔓越莓。最近研究顯示，蔓越莓具有預防和紓緩尿道炎的作用，它的原花青素能令尿液及尿道內的細菌難以黏附在尿道管壁上，較易隨尿液排出體外，而它亦有酸化尿液作用，令細菌不易滋長。

當天氣潮濕，家中空間又小，大部分家庭都沒辦法將衣物放在太陽下晾曬，特別是回南天（返潮時），衣物更是幾天都難以乾透，穿著帶有濕氣的衣物容易有一股黴味。貼身的內衣褲如果未乾透，容易滋生細菌，加上不少女性們日日坐在辦公室，甚少走動，又經常穿著緊身褲，難以透氣，種種原因都會增加患尿道炎的危險。據統計，平均每五名女性之中，便有一個有尿急、尿痛、小便灼熱的煩惱。

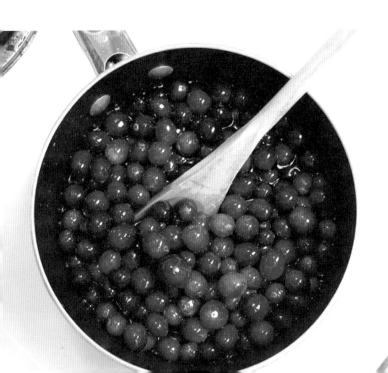

魚腥草清熱利水

　　中醫認為，尿道炎與飲食不當也有關係，太多辛辣、油膩的食物，或嗜好甜食，飲酒過量都會造成身體濕熱，對膀胱氣化不利，久而久之就形成尿道炎了。這類的濕熱型體質，要清熱利水通淋，祛除身體中滯留的濕氣，增加排尿。

　　有一味中藥叫魚腥草，性微寒、味苦、無毒，具有清熱解毒、抗菌、抗病毒、利尿通淋的功效，也可以用來對付肺熱濃痰。如果小便不暢快，可以魚腥草、車前子、白茅根煮水喝，有消炎利尿的功效。不過魚腥草有種特別的氣味，並不討喜。需要注意的是，因為魚腥草有揮發油的成分，所以煮的時間不宜太長，水滾之後煮五分鐘即可。魚腥草在藥材鋪都可以買到，街市有時有新鮮的魚腥草賣。

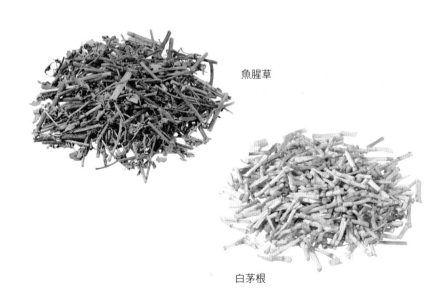

魚腥草

白茅根

蔓越莓汁和乾果，增強免疫力

要好吃又能預防尿道炎，推薦大家吃蔓越莓。蔓越莓主要生長在美國、加拿大和智利。我哥哥嫂嫂每次從加拿大回港探親，一大包一公斤裝的蔓越莓乾就成為我的指定伴手禮。蔓越莓乾可以有不同吃法，可以當零食、與果仁拌優格或是做麵包與蛋糕配料。

蔓越莓近年大受歡迎，不但可以製成果汁，曬成乾果，更濃縮成膠囊變身女性美容品。蔓越莓長在矮藤上，是表皮富彈性的鮮紅色小圓果。最近研究顯示，蔓越莓既具有預防和抑制尿道炎的作用，也含有抗氧化的多酚類成分，有助增強免疫力。女性們不妨嘗試飲用蔓越莓汁，建議每天喝 250 毫升（約 27% 濃度）或 15 至 30 毫升（100% 濃度），除了可提升自身免疫能力，也可降低患上尿道炎的機會。

五大壞習慣惹尿道炎

濕熱的環境的確令女孩感染尿道炎機會大，但不良的生活習慣也是罪魁禍首。如果你有以下的壞習慣，請立即改善，尿道炎就不會再纏著你了。

- 少喝水，特別是不愛喝開水
- 經常憋尿
- 下身常穿緊身褲，流行的貼身褲是元凶之一
- 不要泡澡，盡量用淋浴
- 個人衛生意識要提高，注意排尿後擦衛生紙的動作，不要把肛門的細菌帶到尿道

食物有五味，食甜有理

食物有五味——辛、酸、甘、苦、鹹，都有各自的作用。中醫稱甜味為甘味，「能補能緩」。很多補益和中的藥材都是帶有甘味，山藥、紅棗、桂圓、番薯這些有甜味的食物，就有補益脾胃的作用。但中醫又說甜會生濕，那到底甜味是好還是不好？

女人有兩個胃，正餐可以吃很少，但吃甜品爆炸力可以好驚人。在秋天乾燥的季節，飯後特別有衝動要吃一碗滋潤的糖水，這是皮膚告訴你她的需要。

但糖既是天使又是魔鬼，糖分太多易發胖外，也要留意甜會生濕。濕是中醫常用的名詞，意思是指身體水液代謝功能差了，以致出現水腫、舌苔厚、肚脹、大小便不暢快的情況。

五味皆有用

其實，五味皆有用。甘味的藥材更有調和藥性的作用，令藥方中的各味藥材都充分發揮作用，例如大補元氣的人參，還有中和百味的甘草。平日我們食用的糖，也屬於甘味的一種，有解毒止痛潤肺的功效。

所以女性們喜歡甜味也不無道理，特別是心情不佳的時候，甜味可以幫助減壓、放鬆心情。接近午餐時分，有些人會覺得頭昏腦脹無精神，手腳變得冰涼，大多為血糖低所致，可以喝一小杯帶甜的熱飲，即時補充糖分，改善頭暈的症狀。

　　辛，就是平時講的辣味，中藥有所謂解表藥、行氣藥、活血藥都屬於辛味。傷風感冒的時候，一杯薑茶下肚，即刻全身暖和，可驅散身體的風寒。辛味不一定只是辣味，芳香氣味都屬於辛，就好似平時用來炒螺、炒蟹的紫蘇，就既芳香又解表散寒，行氣和胃。

　　酸，酸味入肝，意思指酸味食物除了能開胃生津，更能疏肝理氣。女性最怕肝鬱影響情緒，吃酸就能緩解這方面的問題。

　　苦味本身也有作用，苦味的中藥通常清熱下火功效較強。出名味苦的黃連或者蓮子芯就是例子，當我們吃到苦味時，味覺分析器就會變得興奮，食慾馬上提升，引起胃液分泌增加，從而發揮健胃的作用。

　　喜歡甜味，不一定要選擇甜到膩的巧克力，有好多天然食物也可以製作美味的甜品又對身體有益。推薦一種中西合璧的甜品——藍莓醬拌山

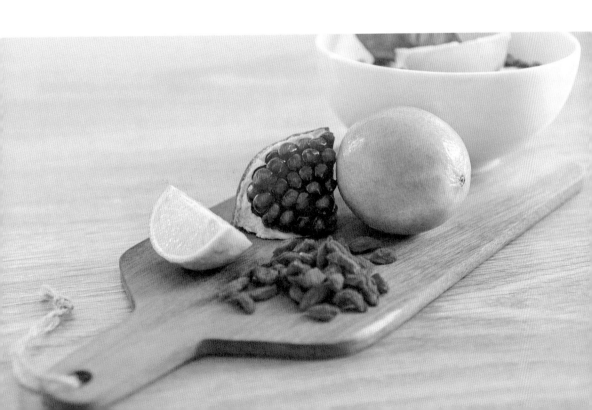

藍莓醬拌山藥條

- 材料 -

新鮮鐵棍山藥...一條
藍莓醬 ....適量

- 作法 -

1. 削去山藥皮，將山藥切成一條條，浸入清水中備用（在清水中加幾滴醋可以防止山藥變黑）

2. 山藥整齊放入碟中，水滾之後放入蒸爐，中火蒸 15 至 20 分鐘。

3. 倒掉盤中的水，再待涼或放冰箱內冷藏半小時，然後淋上藍莓醬就完成了。

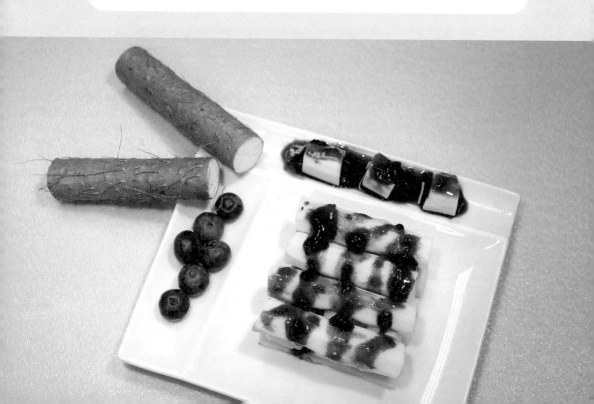

藥條。鐵棍山藥的口感最好，使用其他新鮮山藥也可以。處理山藥時，記得帶手套，因為山藥黏液容易令皮膚癢。如果喜歡山藥口感較粉，可以延長蒸的時間。使用罐頭的藍莓醬太濃稠，建議加適量水拌勻再用。

食用椰糖，不怕血糖飆升

近年來，大家為了身體健康，連政府也要帶頭提倡低鹽低糖。突然間糖與鹽變得罪大惡極。但須知，食物中若沒有糖與鹽，又會變得無味，一件事總有兩面，糖多固然不好，但女性們要有好的肌膚，缺糖又不行。究竟如何選擇糖及用量，才可健康好味兩者皆得？

椰子糖 VS．椰糖

朋友新居入住，到她家參觀兼喝下午茶。屋主是個注重飲食健康的人，親自沖泡咖啡、紅茶，搭配的是椰糖而非一般白糖或黃糖。有人帶點疑惑地問，椰糖與椰子糖有分別嗎？

大家立時七嘴八舌地研究，因為椰子糖是我們那些年每個人的童年回憶，過年過節才有糖果吃，甄沾記就是椰子糖的代號。椰子糖與椰糖當然不一樣，椰子糖用椰肉、麥芽糖、糖漿三種材料，邊煮邊讓水分蒸發，成了口感有嚼勁的糖果。

至於椰糖，在東南亞國家出產很多，家中的印尼工人就告訴我，喜歡

用椰糖沖咖啡，椰油塗麵包。椰糖是由椰樹莖流出汁液，經過熬煮凝固而成，這種深褐色的糖，味道充滿濃郁的椰子香味。椰糖不經提煉，所以保留多種營養成分，包括有鎂、鋅、鉀、鈣和氮等等。食用椰糖，升糖指數（GI值）亦比其他糖類低，不會對血糖水平造成太大影響。

冰糖養陰，紅糖溫補

其實，糖有很多種，最常見的是白砂糖，多數用甘蔗壓榨蔗汁，經過過濾、脫色處理，再經過結晶、分蜜、乾燥而成。

冰糖是砂糖高溫熬煮之後，重新結晶得到的塊狀的糖塊。因為經過精製，雜質最少，糖分最高，通明透亮像冰一樣，所以叫做冰糖。顏色雪白的冰糖，對應於「肺經」，所以中醫認為冰糖具有養陰生津、潤肺止咳的

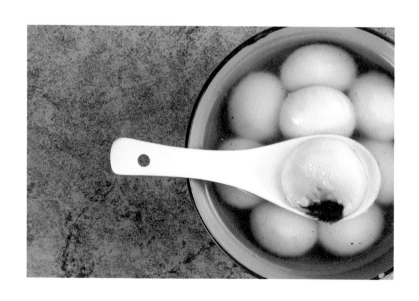

功效。煮雪耳湯、燕窩湯，記住要用冰糖。

　　中國人煮糖水用糖都很講究，燉燕窩用冰糖，煮湯圓、薑汁番薯湯就要用片糖或者紅糖。紅糖是未經過精製的糖，甘蔗經榨汁，不斷煲煮濃縮而成。

　　紅糖水最大功效就是溫補，可助補充氣力，所以古時候女性生產之後都會喝紅糖水。紅糖水也有助對付出蕁麻疹和小腿抽筋。黑糖泡茶健康嗎？

　　近幾年，黑糖特別受台灣女性的歡迎，用黑糖泡薑茶、泡紅棗茶，常被譽為女性養生保健恩物。

　　黑糖是濃縮的紅糖，比起提煉紅糖用時更長。但最近有報導黑糖中的成分——丙烯醯胺，對身體有害，令大家有所疑惑。其實丙烯醯胺並不是故意添加的物質，而是食物製作過程中因高溫處理自然產生的。

　　那麼黑糖究竟是養生，還是有害呢？相對於精煉過的白糖，黑糖會顯得比較有益，但是，糖畢竟是糖，並不應該當成養生的食物，不必每天都吃，偶爾沖杯薑茶暖身，其中包含的有害物質含量微乎其微，並不用過分擔心。

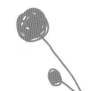

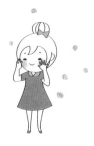

身體文化系列 137

養出**好血氣,** 做**享瘦美人**

作　　者—杜淑貞
編　　輯—謝翠鈺
美術設計—戴佳琪（小痕跡設計）
插　　畫—何郁芬（小痕跡設計）
內頁排版—李宜芝
圖片來源—杜淑貞、http://www.freepik.com/
董 事 長
　　　　—趙政岷
總 經 理
出 版 者—時報文化出版企業股份有限公司
　　　　　10803台北市和平西路三段二四〇號七樓
　　　　　發行專線—（〇二）二三〇六六八四二
　　　　　讀者服務專線—〇八〇〇二三一七〇五
　　　　　　　　　　　（〇二）二三〇四七一〇三
　　　　　讀者服務傳真—（〇二）二三〇四六八五八
　　　　　郵撥——九三四四七二四時報文化出版公司
　　　　　信箱—台北郵政七九~九九信箱
時報悅讀網—http://www.readingtimes.com.tw
法律顧問—理律法律事務所 陳長文律師、李念祖律師
印　　刷—和楹印刷股份有限公司
初版一刷—二〇一六年十一月四日
定　　價—新台幣二八〇元
行政院新聞局局版北市業字第80號
（缺頁或破損的書，請寄回更換）

時報文化出版公司成立於一九七五年，
並於一九九九年股票上櫃公開發行，於二〇〇八年脫離中時集團非屬旺中，
以「尊重智慧與創意的文化事業」為信念。

國家圖書館出版品預行編目資料

養出好血氣, 做享瘦美人：行氣、補血、調經、養顏 全方位中醫調養
　與食療 / 杜淑貞作 . -- 初版 . -- 臺北市：時報文化, 2016.11
　面；　公分
　ISBN 978-957-13-6782-8(平裝)

1. 食療 2. 中醫

413.98　　　　　　　　　　　　　　　　　　105016912

ISBN 978-957-13-6782-8
Printed in Taiwan

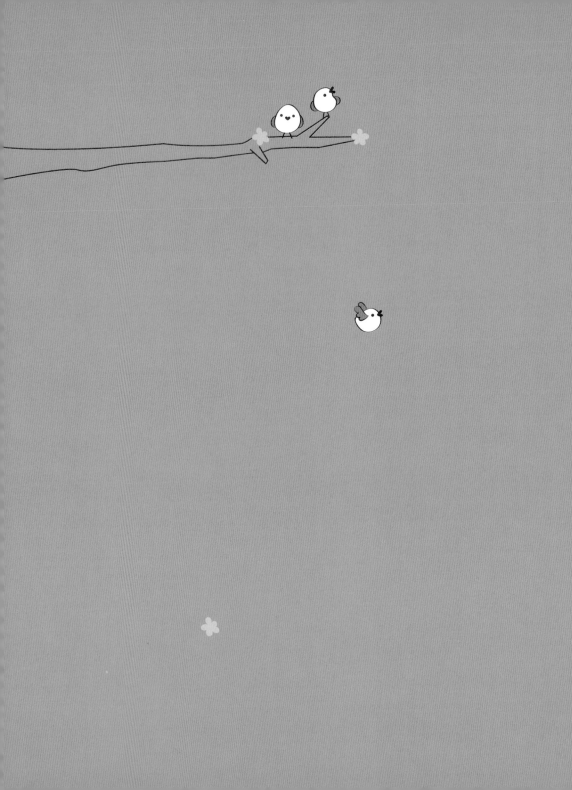